加齢とめまい・平衡障害

vertigo
dysequilibrium

帝京大学医学部附属溝口病院 耳鼻咽喉科教授
室伏利久

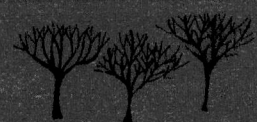

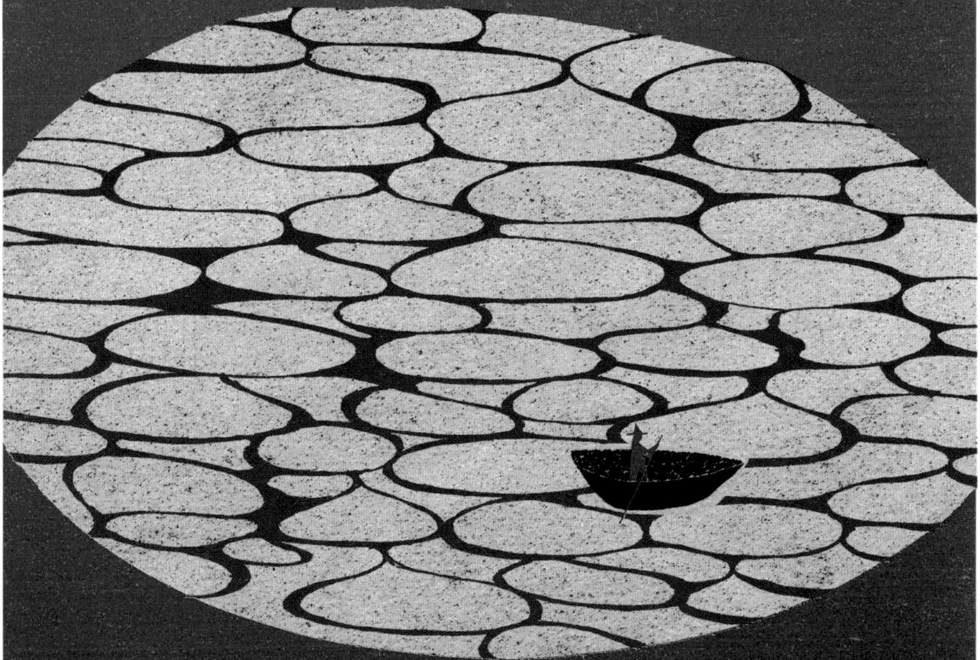

株式会社 新興医学出版社

Vertigo and Dysequilibrium in the Elderly : Presbystasis and Others

Toshihisa Murofushi

© First edition, 2013 published by
SHINKOH IGAKU SHUPPAN CO., LTD., TOKYO.
Printed & bound in Japan

序

　ギリシア神話に，次のようなスピンクス（スフィンクス）の話がある．
　「それ（スピンクス）が岩の頂上にうずくまっていて，通りがかりの旅人たちをみんなさし止め，一つの謎をかけて，その謎の解けた者は無事に通すが，解けない者は殺される，という約束をさせるのでありました．（中略）スピンクスは彼（オイディプス）に尋ねました．『朝には四足，昼には二足，夕には三足となって歩行する物は何だ．』オイディプスは，答えました．『それは人間だ．人間は子供の時は両手と両膝ではって歩く．壮年にはまっすぐに立って歩く．老年には一本の杖の助けを借りて歩く．』スピンクスは自分の謎の解かれたのを不面目に思い，岩から身を投げて死にました．」（ブルフィンチ 作，野上弥生子 訳，ギリシア・ローマ神話，岩波文庫，1978）
　この謎は，スピンクスが，人間の一生を一日になぞらえてその姿勢の変化を述べたものであり，人間の姿勢・身体平衡の発達とその衰えを端的に表現したものである．人間に限らず，あらゆる動物のあらゆる器官は，加齢に伴う変化，すなわち老化から逃れることはできない．しかし，一方で，人間が不老不死を願う気持ちも古来より強い．古代中国における統一帝国である秦の始皇帝が不老不死の仙薬を求めて，方士の徐福に探索を命じたこともよく知られている．
　抗加齢医学は，この加齢のプロセスに何らかの形で介入し，加齢現象の進行をより緩徐なものにしようとする試みといえる．いいかえれば，健やかに齢を重ねるための方策を提供するものといえるであろう．本書は，身体の平衡にかかわる諸器官の加齢性変化，その検査法や対処法についてまとめたものである．そのなかで，加齢による平衡障害，すなわち，「加齢性平衡障害（presbystasis）」という概念についても紹介した．高齢者の平衡障害は転倒，骨折などにも直結する可能性が高く，超高齢化社会の到来を前に介護予防の観点からも，その対

策は喫緊の重要な課題である．平衡障害に関する抗加齢医学はまだまだ今後発展する可能性の高い分野であると思われる．より多くの方に，この分野に興味をもっていただくために，本書がいささかでもお役にたてれば望外のよろこびである．

　2013年4月

文京区根津にて

室伏利久

目次

第1章　加齢（老化）という現象
──イントロダクションに代えて

a. カロリーリストリクション仮説 …………………………………… 1
b. 酸化ストレス仮説 ……………………………………………………… 2
c. テロメア仮説 …………………………………………………………… 2

第2章　身体の平衡の維持機構

1. 前庭系 ─────────────────────────── 5
   a. 前庭迷路 ……………………………………………………………… 5
   ★コラム1　球形嚢と聴覚 ……………………………………… 7
   b. 前庭神経 ……………………………………………………………… 10
   c. 前庭神経核と加速度刺激増強機構 ……………………………… 11
   d. 前庭系反射 …………………………………………………………… 12
   　1）前庭眼反射 ……………………………………………………… 13
   　2）前庭脊髄反射 …………………………………………………… 15
   　3）前庭自律神経反射 ……………………………………………… 17
   e. 前庭代償 ……………………………………………………………… 17
2. 体性感覚系 ──────────────────────── 17
3. 視覚系と眼球運動 ──────────────────── 19
4. 中枢神経系 ──────────────────────── 21
5. 運動器系 ───────────────────────── 23

第3章　めまい・平衡障害の診断に必要な診察・検査法

1. 問診 —— 27
2. 平衡機能検査 —— 29
   - a. 眼運動系の検査 …… 30
     - 1）注視眼振検査 …… 31
     - 2）頭位・頭位変換眼振検査 …… 32
     - 3）頭振後眼振検査 …… 33
     - 4）振動刺激眼振検査 …… 34
     - 5）圧刺激検査 …… 34
     - 6）温度刺激検査 …… 35
     - ★コラム2　ENGとVOG …… 36
     - 7）回転検査 …… 37
     - 8）head impulse test（HIT）…… 39
     - 9）眼球反対回旋検査（OCR）…… 40
     - 10）視刺激を用いた検査群 …… 40
   - b. 体平衡（四肢体幹）系検査 …… 44
     - ★コラム3　重心動揺計 …… 45
   - c. 前庭誘発筋電位（VEMP）検査 …… 48
3. 聴覚検査 —— 49
4. 画像検査 —— 54
   - ★コラム4　椎骨脳底動脈系 …… 56
5. その他の検査 —— 58
6. プライマリケアとしてどこまで診るか —— 62

第4章　身体の平衡の維持にかかわる部位の老化とその影響

1. 前庭系 —— 63
2. 体性感覚系 —— 66
3. 視覚系と眼球運動 —— 66

4. 中枢神経系 ———————————————————— 68
5. 運動器系 —————————————————————— 69

第5章　高齢者のめまい・平衡障害
──加齢性平衡障害も含めて

1. 高齢者のめまい・平衡障害総論 ————————————— 73
2. 末梢前庭性障害 ——————————————————— 76
   a. 良性発作性頭位めまい症（BPPV）————————————— 76
   b. メニエール病（MD）————————————————— 80
   c. 特発性両側末梢前庭機能低下症（IBV）————————————— 80
      ● CASE1　75歳女性 ———————————————————— 81
      ● CASE2　71歳女性 ———————————————————— 82
3. 体性感覚系障害 ——————————————————— 83
      ● CASE3　68歳女性 ———————————————————— 84
4. 中枢神経系障害 ——————————————————— 86
   a. 椎骨脳底動脈循環不全症（VBI）————————————— 86
      ● CASE4　84歳男性 ———————————————————— 86
      ● CASE5　79歳男性 ———————————————————— 87
   b. 正常圧水頭症（NPH）————————————————— 88
   c. 大脳深部白質病変 ————————————————— 89
5. 運動器疾患 ————————————————————— 89
   a. 変形性膝関節症 —————————————————— 91
   b. 腰部脊柱管狭窄症 ————————————————— 91
   c. 骨粗鬆症 ————————————————————— 92
6. 薬剤による平衡障害 —————————————————— 93
7. 加齢性平衡障害という概念と対応 ————————————— 94

おわりに ———————————————————————— 99
文　献 ———————————————————————— 100
索　引 ———————————————————————— 107

第1章
加齢（老化）という現象
——イントロダクションに代えて

　加齢現象は，基本的には，年齢の増加に伴い生体に出現する現象全般を含む．また，そのうちで老年期以降に生じたものを老化現象とする定義もある（南山堂 医学大辞典，第19版，2008）[1]．Strehler BLは，生物学的な老化に共通する4基準として，普遍性，内在性，進行性，有害性をあげている[2,3]．ここでいう普遍性とは，生あるものすべてに起こるものであること，内在性とは，誕生・成長・死と同様に，個体に内在するものであること，進行性とは，老化は進行してゆくものであること，有害性とは，結果として機能低下が生じるものであることを意味している．

　過去100年の間に，先進国では，平均寿命が約30年延びたという．言い換えれば，20世紀，とくに20世紀後半は長寿高齢化の世紀であったともいえる．21世紀を迎え，長寿高齢化の状況には拍車がかかっている．わが国では，65歳以上の人口の総人口に占める割合は，2005年で20％であり，2025年には28％に達すると予測されている[4]．こうした長寿高齢化の到来とともに，加齢（老化，aging）に伴う諸現象およびそれに対する対抗策，すなわち，抗加齢医学が注目を集めるようになってきた．加齢に関する仮説は，300以上存在するとされるが，本章では，イントロダクションとして，そのうちの加齢にかかわる代表的な仮説を紹介しておく．

a. カロリーリストリクション仮説

　マウスをはじめとするさまざまな生物において，カロリーを65〜70％に制

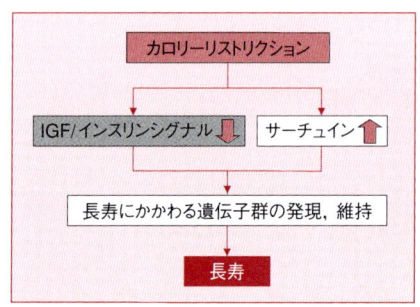

図1 カロリーリストリクションと長寿

(坪田一男:加齢医学のサイエンス.坪田一男 編,抗加齢眼科学,pp146-148,文光堂,東京,2008より改変)

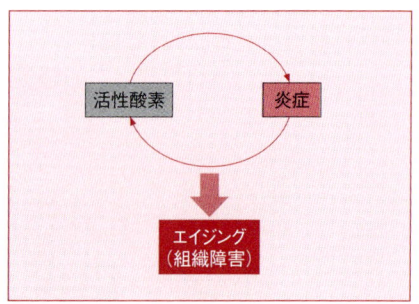

図2 酸化ストレス仮説

(坪田一男:加齢医学のサイエンス.坪田一男 編,抗加齢眼科学,pp146-148,文光堂,東京,2008)

限すると寿命が延長することが知られている．これがカロリー制限による寿命延長効果と呼ばれる[5]．この効果には，IGF/インスリンシグナルが低下することが一因となっていると考えられている．IGF/インスリンシグナルの低下により核内にある転写因子であるFOXOが活性化されてさまざまな長寿関連遺伝子が発現すると考えられている[6]．また，カロリー制限によってサーチュインという酵素が活性化し，抗酸化酵素の発現増強やアポトーシスの抑制などによって長寿にかかわるシステムが増強される[7,8]（**図1**）．カロリー制限は，マクロ的にみてもメタボリックシンドロームの抑制に有効であり，こうした面からも老化の抑制，寿命の延長に有効であろうと考えられる．

b. 酸化ストレス仮説

酸化ストレス仮説は，基本的には，ミトコンドリアから発生する活性酸素が組織障害の大きな要因であり，老化もミトコンドリアおよび細胞質から発生する活性酸素によってタンパク質や核酸が傷害されることによって起こるとするものである[9]（**図2**）．こうした傷害によって生じた炎症が組織，器官の老化を促進するものと考えられる．

c. テロメア仮説

テロメア（telomere）はDNA末端にある6塩基対の繰り返し配列からなる部分で，ループ構造をもっており，染色体の安定性を保つことがその役割である．テロメアは，DNAの5′側が作製されず，複製のたびに短くなってゆく．テロメア長が短くなると細胞は分裂できなくなる．したがって，高齢者の細胞

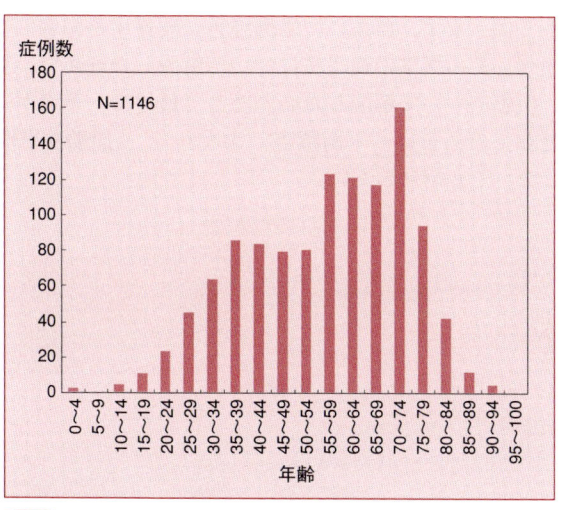

図3 めまい・平衡障害症例の年齢分布
（自験例，N=1146）

［室伏利久：加齢性平衡障害（presbystasis）について．MB ENTONI 125：1-5, 2011］

のほうがテロメア長は短い[10]．テロメレース（teromerase）というテロメアをのばす酵素によって細胞レベルでの寿命をのばせるという報告もあるが[11]，個体レベルでの老化にどのようにかかわっているかについては必ずしも明らかではない．

　ここにあげたものを含む老化仮説に従って，加齢（老化）現象の進行に医学的に介入するのが狭義の抗加齢医学である．ところで，図3に，ある期間に筆者自身が診察しためまい・平衡障害症例（新患）の年齢分布を示す．このグラフからもわかるように，めまい・平衡障害は高齢者に多い疾患である．加齢に伴うめまい・平衡障害の診療に関しても，これらの老化仮説に基づいた介入（治療）方法が必要となってくるものと考えられる．その方法には，日々の食事や運動も含まれる．また，残存する機能を有効に活用するリハビリテーション医学的な側面や広義のカウンセリングに相当する心身医学的な側面の占める部分も多い．むしろ現状では，リハビリテーション医学的な面が中心であり，狭義の抗加齢医学としてのめまい平衡医学は今後発展させてゆくべき分野とい

える．次章以下では，まず，めまい・平衡障害に関連する領域の生理と加齢性変化について述べ，その異常の検出法について解説したうえで，加齢に伴い生じてくる病態，疾患について解説したい．そして最後に，筆者が近年提唱している加齢現象としてのめまい・平衡障害，すなわち，「加齢性平衡障害（presbystasis）」[12]についても紹介したい．

第 2 章

身体の平衡の維持機構

われわれの身体の平衡状態は，視覚，前庭迷路（内耳）由来の平衡覚，固有感覚（深部感覚）および表在感覚の体性感覚からの情報を用い，眼球運動や四肢・体幹の運動を中枢神経系で統合・制御することによって保たれている[13]（図4）．したがって，このような身体の平衡状態の維持に関与する系のどこかに機能低下が生じると，身体の平衡の維持が困難になってくる．機能低下は，おのおのの入力の受容器，中枢神経系の神経回路，および出力情報が送られる効果器（運動器）のいずれの部位にも生じる可能性がある．こうした機能低下は，さまざまな疾患によって生じうるが，また，加齢に伴う変化として生じてくる場合もある．高齢者の平衡状態に影響を与えうる問題としては，入力系の受容器の問題，中枢神経系の問題，効果器（運動器）の問題のすべて，およびその複合が考えられる．また，これらに心理的な問題を付け加えることもできる．本章では，その個々のパーツについて概説する．

 ## 1. 前庭系（vestibular system）

a. 前庭迷路（vestibular labyrinth）

われわれ人類の内耳は，聴覚系の受容器である蝸牛と，平衡系の受容器である耳石器（otolith organ）と半規管（semicircular canal：SCC）からなっており，平衡系の受容器を前庭迷路と総称している[14, 15]（図5）．耳石器は卵形嚢（utricle）

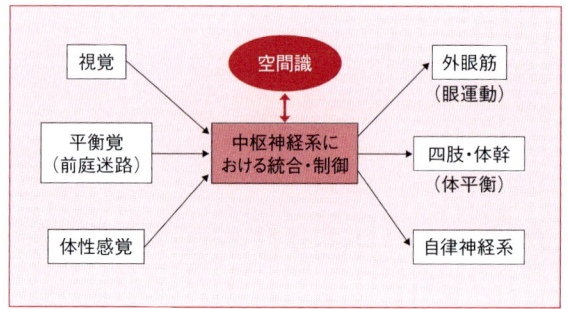

図4 身体平衡の維持機構

（室伏利久：視床―正常機能各論 平衡感覚．図2．Clin Neuroscience 31：59, 2013）

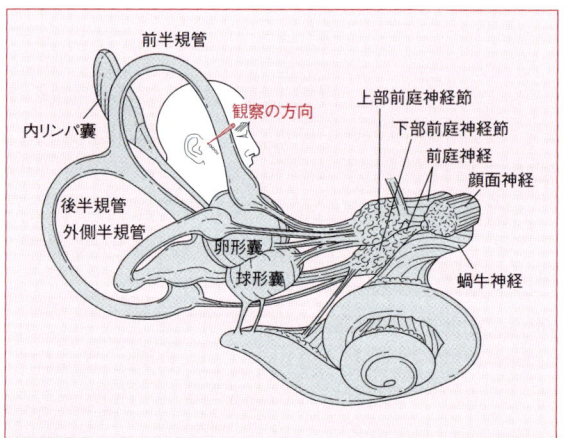

図5 内耳とその求心線維

（内野善生：めまいと平衡調節, p3, 金原出版, 東京, 2006. Hardy M：The Anatomical Record 59：403-418, 1934より改変引用）

と球形嚢（saccule）からなり，基本的には直線加速度のセンサーである［☞コラム1］．この2つの耳石器の感覚細胞は，平衡斑（macula）と総称される部位に存在し，卵形嚢斑（utricular macula）と球形嚢斑（saccular macula）はほぼ直交する面上にのっている（図6）．一方，半規管には，前半規管（anterior SCC），後半規管（posterior SCC），外側半規管（lateral SCC）の3つがあり，

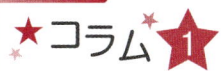 球形嚢と聴覚

　ヒトを含むほ乳類の聴覚受容器は内耳の蝸牛である．しかし，蝸牛は系統発生的には比較的新しい器官である．内耳の中で最も系統発生的に古いものは耳石器である．魚類においては，耳石器の一つである球形嚢の一部が突出したラゲナが音の受容器になっており，円口類や軟骨魚類ではラゲナは球形嚢と広い範囲でつながっている[16]．このラゲナが発達してほ乳類の蝸牛が誕生したものと考えられる．こうした背景もあり，ほ乳類においても，球形嚢などの耳石器にはかつて，聴覚の受容器であった痕跡が残っている．すなわち，ヒトを含むほ乳類においても比較的大きな音刺激には，球形嚢などの耳石器が反応することがわかってきた[17〜20]．この性質を耳石器の臨床検査に応用したものが，前庭誘発筋電位（vestibular evoked myogenic potential：VEMP）である．

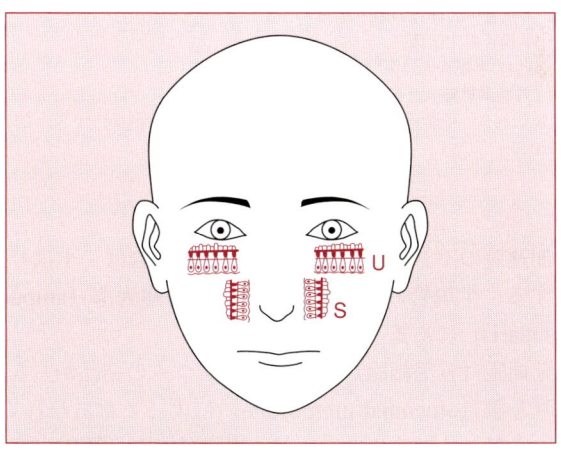

図6 卵形嚢と球形嚢
両者の平衡斑はほぼ直交する面にのっている．
U：卵形嚢斑，S：球形嚢斑
（室伏利久：耳石器とめまい．帝京医学35：1-10, 2012）

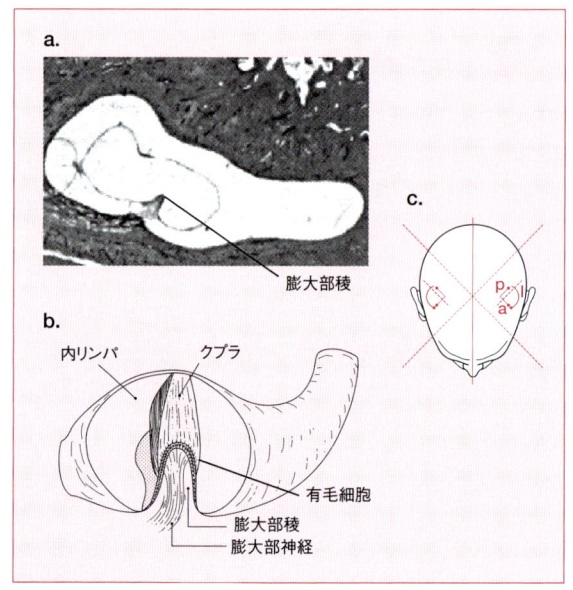

図7 半規管
a. 半規管膨大部稜の顕微鏡像
b. 半規管膨大部稜のシェーマ
c. 3つの半規管の位置関係
l：外側半規管, a：前半規管, p：後半規管
（室伏利久：平衡感覚の末梢伝導路. 図4. Clin Neuroscience 30：21, 2012）

こちらは，角加速度のセンサーである．3つの半規管は，やはりほぼ直交する平面上に存在する．半規管の感覚細胞は，半規管膨大部（ampulla）の膨大部稜（crista ampullaris）にある（図7）．

平衡斑の感覚細胞（有毛細胞）は炭酸カルシウムの結晶からなる耳石を含むゼラチン質の耳石膜（otoconial membrane）によっておおわれている（図8）．感覚細胞には，Ⅰ型とⅡ型の2種類の有毛細胞がある（図9）．身体の傾きを含む直線加速度刺激により，耳石膜と結合した感覚細胞の毛束の偏位が生じ，直線的な身体の運動に関する情報を中枢神経系に伝達する．平衡斑の感覚細胞の半規管系と異なる大きな特徴は，個々の感覚細胞が最も鋭敏に応じる方向（極性）が異なっており，とくに，平衡斑の中央付近にある分水嶺（striola）をは

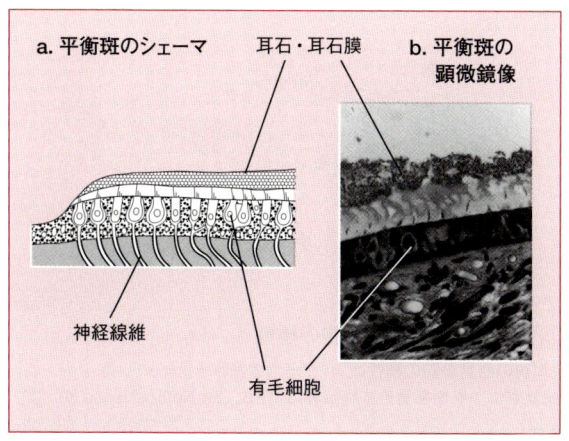

図8 耳石器平衡斑
(室伏利久：平衡感覚の末梢伝導路. 図7. Clin Neuroscience 30：22, 2012)

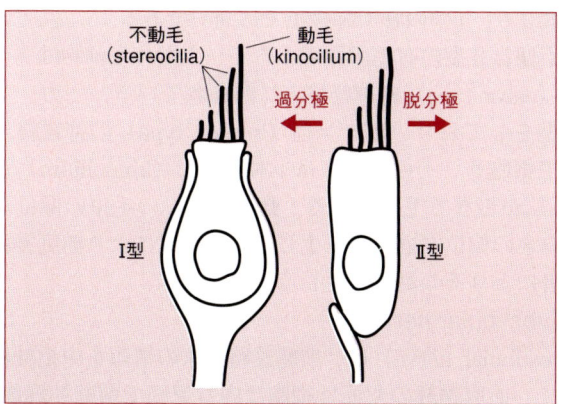

図9 2種類の前庭系有毛細胞
(Murofushi T et al.: Vestibular Evoked Myogenic Potential : Its Basics and Clinical Applications, p12, Springer, Tokyo, Japan, 2009)

さんで逆転している点である[15,21~23]（**図10**）．
　膨大部稜の感覚細胞もやはり，Ⅰ型とⅡ型の2種類の有毛細胞からなる．感覚細胞のうえには，ゼラチン質のクプラがのっており，角加速度刺激による内

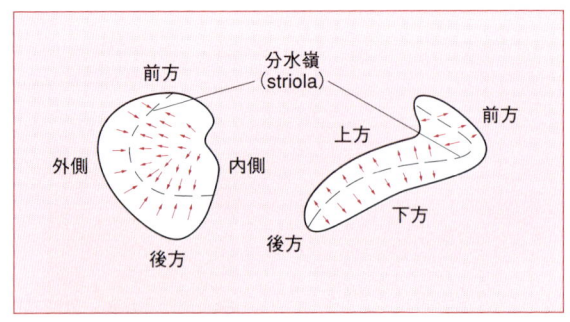

図10 平衡斑の感覚細胞の極性

平衡斑の感覚細胞の極性は，一つ一つの細胞で異なっている．
（室伏利久：平衡感覚の末梢伝導路．図6. Clin Neuroscience 30：22, 2012）

リンパ流動によりクプラの偏位，ひいては感覚細胞の毛束の偏位が生じ，身体の回転に関する情報を中枢神経系に伝達する．半規管の感覚細胞の極性は，平衡斑の場合と異なり，1つの膨大部稜上では同一である．

上に述べたⅠ型とⅡ型の有毛細胞であるが，Ⅰ型有毛細胞はフラスコ型をしており，杯型（calyx type）の神経終末に囲まれている．一方，Ⅱ型有毛細胞はシリンダー型をしており，ボタン型（bouton type）の神経終末をもつ．いずれの型の有毛細胞も，その頂部には1本の動毛（kinocilium）と多数の不動毛（stereocilia）からなる毛束がある．動毛方向への毛束の偏位が有毛細胞の脱分極を，逆向きの偏位が過分極を生じさせ，前者により前庭神経の発火頻度の増加が，後者によりその減少が生じる．

b. 前庭神経（vestibular nerve）

前庭神経（vestibular nerve）は，前庭迷路由来の情報を中枢神経系へと伝達する感覚神経で，前庭神経の双極性細胞は内耳道底で前庭神経節（vestibular ganglion, Scarpa's ganglion）を形成する．前庭神経は，上前庭神経（superior vestibular nerve）と下前庭神経（inferior vestibular nerve）に分けられる．上前庭神経は，外側半規管，前半規管，卵形嚢由来の求心線維と球形嚢由来の求心線維の一部を含む．一方，下前庭神経は，後半規管由来の求心線維と球形嚢由来の求心線維の大部分を含む[24]（**図11**）．

前庭神経ニューロンは一定の頻度で自発発火している．その頻度は，ほ乳類の半規管の求心線維の場合，60〜120 spikes/secであり，耳石器の求心線維で

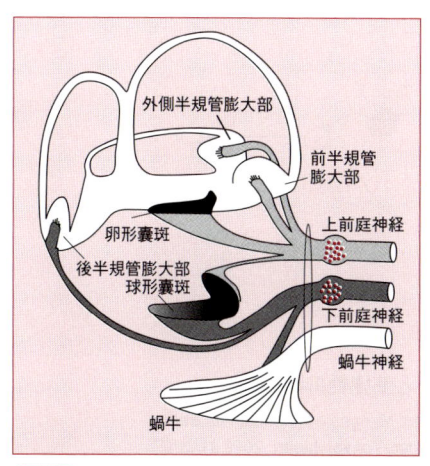

図11 前庭迷路・蝸牛と求心線維

(Curthoys IS: A critical review of the neurophysiological evidence underlying clinical vestibular testing using sound, vibration and galvanic stimuli. Clin Neurophysiol 121：132-144, 2010より改変引用)

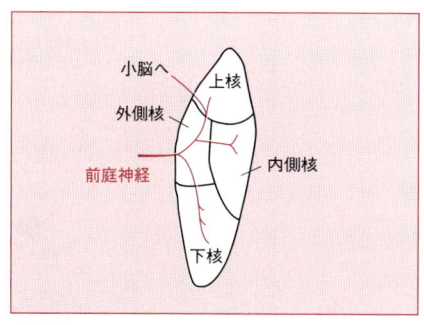

図12 前庭神経核のシェーマ

は，それよりやや頻度が低い[25]．その自発発火のパターンにより，規則的な発火をするニューロン（regularly firing neuron）と不規則な発火をするニューロン（irregularly firing neuron）に分類される．規則的な発火をするニューロンは，主としてII型有毛細胞からの情報を伝えるものと考えられ，感受性はやや低く，また，形態的には，中等度からむしろ径の細い軸索をもつ．一方，不規則な発火をするニューロンは，主としてI型有毛細胞の情報を伝えるものと考えられ，感受性は高く，また，形態的には，中等度からむしろ径の太い軸索をもつ[25]．

c. 前庭神経核（vestibular nucleus）と加速度刺激増強機構

前庭神経ニューロンは，上行枝と下行枝に分枝したうえで，主として脳幹の前庭神経核に投射している[26]．前庭神経核は，延髄橋移行部背外側に位置している．前庭神経核の主要な部分は，上核（superior nucleus），外側核（ダイテルス核）(lateral nucleus, Deiters nucleus)，内側核（medial nucleus），および下核（inferior nucleus）からなっている[21]（図12）．上核は，半規管からの強い投射を受けている．内側核は，その吻側では，半規管，室頂核（fastigial nucleus）および小脳片葉（flocculus）からの投射があり，球形嚢や卵形嚢か

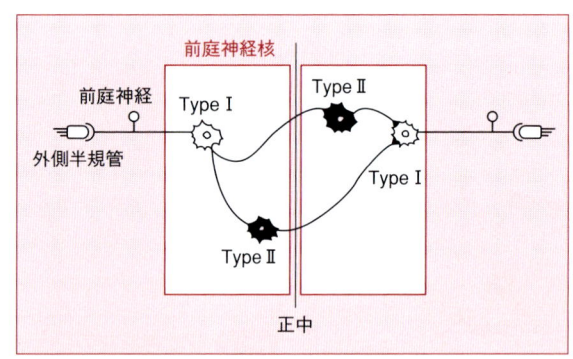

図13 前庭神経核ニューロンと交連性抑制

（Murofushi T et al.: Vestibular Evoked Myogenic Potential : Its Basics and Clinical Applications, p15, Springer, Tokyo, Japan, 2009より改変）

らは，その中部に投射があるが少数である．尾側部は，小脳小節（nodulus）からの投射を受けている．外側核では，小脳虫部（vermis）からの投射があり，また，球形嚢からの投射も受けている．下核では，半規管や耳石器，さらに小脳虫部垂（uvula vermis），小脳室頂核からの投射がある．

　前庭神経核ニューロンには，核と同側への回転で興奮するⅠ型ニューロンと抑制されるⅡ型ニューロンの2つの異なったタイプのニューロンがある[26]．Ⅰ型ニューロンは，同側の前庭神経ニューロンによって単シナプス性に興奮させられる興奮性ニューロンであるのに対し，Ⅱ型ニューロンは，対側の迷路刺激によって興奮する抑制性ニューロンである．左右の前庭神経核ニューロンは，このⅠ型ニューロンとⅡ型ニューロンの回路（図13）によって結ばれている．この両側の前庭神経核を結ぶ線維は交連線維（commissural fiber）と呼ばれ，この対側への抑制性入力を交連性抑制（commissural inhibition）と呼ぶ[27]．この機構は，半規管系の場合，角速度刺激に対する前庭神経核入力を増強させるために作用している．同様の機構は半規管系のみならず，耳石器である卵形嚢系にも存在するが，球形嚢系には存在しない．球形嚢系の場合，一側の球形嚢の分水嶺の両側の極性が逆のニューロン間の結合による加速度刺激増強機構がみられる（図14）．これは，交分水嶺性抑制（cross-striolar inhibition）と呼ばれている[15,27]．

d. 前庭系反射

　末梢前庭器から入力された情報は，外眼筋，および四肢・体幹の筋へ出力さ

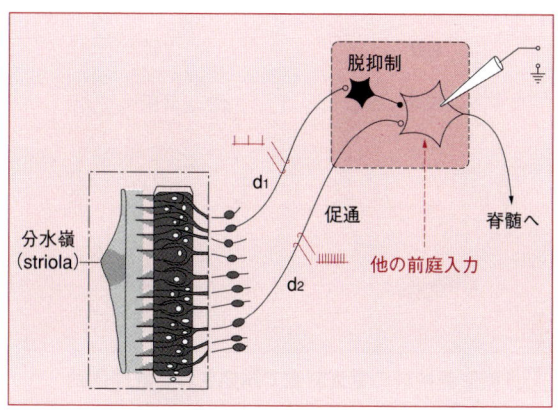

図14 球形嚢系求心線維における交分水嶺性抑制
(内野善生:めまいと平衡調節, p27, 金原出版, 東京, 2006より改変)

表1 各半規管と外眼筋の結合様式

半規管	興奮	抑制
前半規管	I-SR	I-IR
	C-IO	C-SO
後半規管	I-SO	I-IO
	C-IR	C-SR
外側半規管	I-MR	C-MR
	C-LR	I-LR

I:同側, C:対側, MR:内直筋, LR:外直筋, SO:上斜筋, IR:下直筋, IO:下斜筋, SR:上直筋
(Baloh RW et al.: Clinical Neurophysiology of the Vestibular System, Fourth Edition, p75, Oxford University Press, New York, USA, 2011より引用)

れる反射を生じ，注視の保持，および姿勢を制御することにより身体の平衡の維持に寄与している．前者が前庭眼反射（vestibulo-ocular reflex：VOR）であり，後者が前庭脊髄反射（vestibulo-spinal reflex：VSR）である．さらに，自律神経系へ出力する前庭自律神経反射（vestibulo-autonomic reflex）がある．

1）前庭眼反射

注視の維持のために，前庭眼反射により，頭部の運動を代償する眼運動が生じる．たとえば，右向きの角加速度をもつ回転刺激が加えられた場合，外側半

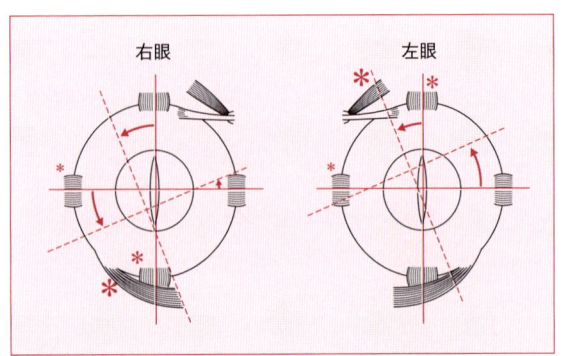

図15 卵形嚢神経の電気刺激で誘発される眼球運動（ネコ）

左側の神経を刺激した場合．＊は収縮する外眼筋を表す．対側の下斜筋と同側の上斜筋がよく反応し，矢印のような回旋性の眼球運動を生じる．
（Suzuki JI et al.: Eye movements from single utricular nerve stimulation in the cat. Acta Otolaryngol 68：350-362, 1969より引用）

規管由来の前庭眼反射が生じ，これにより左向きの眼球運動が生じる．前庭眼反射に関する各半規管と外眼筋の結合を**表1**に示す[26]．角加速度刺激の場合には，半規管系が反応する（半規管眼反射）．一方，直線加速度が作用した場合には，耳石器系が反応する（耳石器眼反射）．耳石器眼反射に関しては，半規管眼反射と比較して明らかではない点も多い．

Suzukiらによるネコの実験[28]では，卵形嚢神経を電気刺激した場合，主として，眼球の上極が刺激側から反対側へ向かう回旋性の眼球運動に加えて，同側眼では上眼瞼向きの垂直性眼球運動，対側眼では下眼瞼向きの垂直運動，さらに若干の対側への水平性眼球運動が生じる（**図15**）．また，Curthoysのモルモットにおいて卵形嚢斑を電気刺激した実験[29]では，上眼瞼向きあるいは，これに回旋成分が加わった眼球運動が観察されている．Fluur & Mellstriomのネコの実験[30]では，卵形嚢斑の中の刺激部位に依存して眼球運動の向きは変化したという．Gotoらのネコの卵形嚢神経を電気刺激した実験[31]では，刺激側に向かう水平性眼球運動が観察されている．

球形嚢眼反射についてはさらに不明確である．基本的には，球形嚢眼反射は，半規管由来あるいは卵形嚢由来の反射と比較して弱い[32]が，垂直性眼球運動が起こりうることが示唆されている[33]．

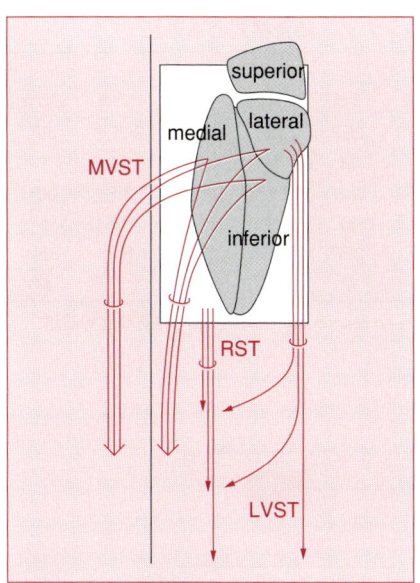

図16 前庭脊髄反射路

前庭神経核からの経路を示す。
superior：上核，medial：内側核，inferior：下核，lateral：外側核，MVST：内側前庭脊髄路，LVST：外側前庭脊髄路，RST：網様体脊髄路
（Wilson VJ, Melvill Jones G：Mammalian Vestibular Physiology, Plenum Press, 1979より改変引用）

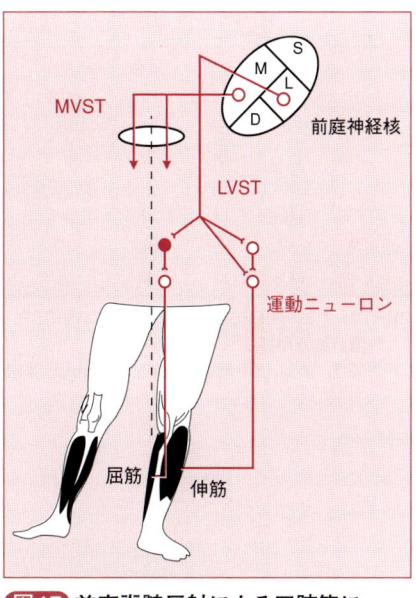

図17 前庭脊髄反射による四肢筋に生じる反射

同側の伸筋には興奮性入力，屈筋には抑制性入力となる。
S：上核，M：内側核，D：下核，L：外側核
（Fetter M et al.: How do the vestibulo-spinal reflex work? In : ed. by Baloh RW, Halmagyi GM. Disorders of the Vestibular System. pp 105-112, Oxford University Press, New York, USA, 1996より引用）

2）前庭脊髄反射

前庭迷路の刺激は頸部，四肢・体幹の諸筋の活動を生じる。前庭脊髄反射は，転倒の防止にも重要である。主要な経路として，同側の外側前庭脊髄路（lateral vestibulo-spinal tract：LVST），同側および対側の内側前庭脊髄路（medial vestibulo-spinal tract：MVST）がある（**図16**）。

外側前庭脊髄路は，前庭神経外側核に発し，同側の脊髄を下降し，頸髄・胸髄・腰髄にいたる。外側前庭脊髄路ニューロンは興奮性である。一方，内側前庭脊髄路は，前庭神経内側核，下核，外側核から発し，内側縦束を通り，主として頸髄レベルまで，一部は胸髄レベルにまで達する。内側前庭脊髄ニューロ

表2 前庭受容器から頸筋へのシナプス結合様式と通過路

	同側					対側				
	前半規管	後半規管	外側半規管	球形囊	卵形囊	前半規管	後半規管	外側半規管	球形囊	卵形囊
伸筋	2EP	2IP	2IP	2EP	2EP	2EP	2IP	2EP	2/3EP	3IP
	L	M	M	L	?	M	M	M	M	?
屈筋	2IP	2EP	?	2/3IP	2EP	2IP	2EP	?	3IP	3IP
	M	M	?	M	L	M	M	?	M	L
回旋筋	2IP	2IP	2IP	2IP	2IP	2EP	2EP	2EP	NO	2EP
	M	M	M	M	M	M	M	M		M

2EP：2シナプス性 EPSP, 2IP：2シナプス性 IPSP, NO：no response, ?：不明, M：内側前庭脊髄路, L：外側前庭脊髄路
（内野善生：めまいと平衡調節, p46, 金原出版, 東京, 2006）

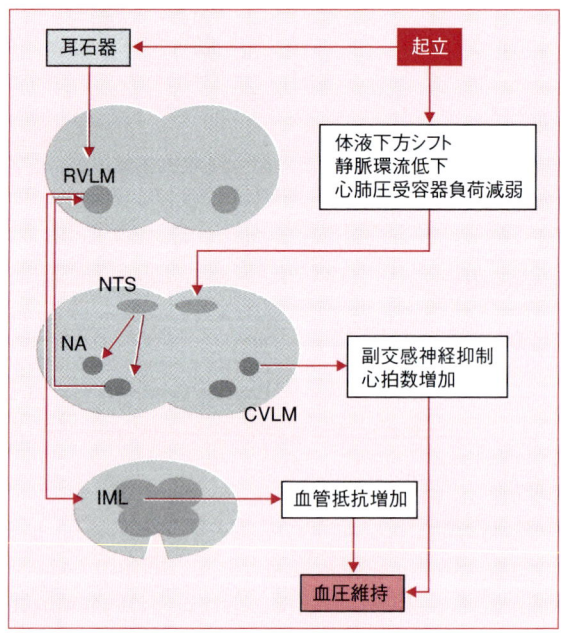

図18 循環調節における自律神経系ネットワーク

RVLM：延髄頭側延髄腹外側野, NTS：孤束核, CVLM：延髄尾側背外側核, NA：疑核, IML：脊髄中間外側核
（青木光広 ほか：前庭血管系反射と起立性循環調節. Equilibrium Res 71：186-193, 2012）

ンには興奮性と抑制性の両者が存在する．頭部に加えられた角加速度および直線加速度によって，LVST経由の情報により，同側の伸筋の筋トーヌスは増大し，一方，屈筋の筋トーヌスは低下する[34,35]（図17）．

前庭脊髄反射の一部である前庭頸反射（vestibulo-collic reflex：VCR）は，頸部の運動に際し，頭部を安定させるために作用する．内側前庭脊髄路と外側前庭脊髄路の両者を通して，頸筋の運動神経ニューロンに直接的および間接的な入力がある．前庭迷路と頸筋の運動神経ニューロンのコネクションについては表2に示す通りである[15]．

3）前庭自律神経反射

前庭自律神経反射には前庭神経核から脳幹の自律神経核群への直接的な下行路と傍小脳脚核（parabrachial nucleus）を介し（上行路），その後，下行し自律神経核群に投射する系が存在する[36]．前庭末梢前庭系から自律神経系への入力により，前庭自律神経反射が引き起こされ，悪心，嘔吐，発汗，顔面蒼白，唾液分泌増加，倦怠感などの自律神経症状を生じる．前庭自律神経反射は動揺病（乗り物酔い）との関連で取り上げられることが多く，このためネガティブな作用が強い印象がある．しかし，前庭系からの情報は，起立時の循環調節機構にも重要な役割を果たしている[37,38]（図18）．

e. 前庭代償（vestibular compensation）

一側の末梢前庭機能が大きく障害されると，前庭眼反射や前庭脊髄反射の誤作動を生じ，眼振や平衡失調を生じる．これらの症状は，末梢前庭からの入力が回復しなくとも，時間の経過とともに軽快してゆく．この現象は前庭代償と呼ばれる[39]．前庭代償の過程には，複数の系が関与していると考えられるが，中枢神経系の可塑性が大きく関与している．具体的には，障害側と同側前庭小脳（小脳片葉，Ⅸ葉，Ⅹ葉）を介した対側前庭神経核ニューロン活動の抑制の増強が前庭神経核レベルでの活動の左右差の是正に寄与しているものと考えられる[40,41]（図19）．

2. 体性感覚系（somatosensory system）

体性感覚系も体平衡の維持に関係が深い．固有感覚（深部感覚）により，四肢や身体のさまざまな部位の静的な位置関係と四肢や頭部の動きの両者を感じることができる．また，触圧覚に代表される表在感覚も体平衡の維持に寄与している．

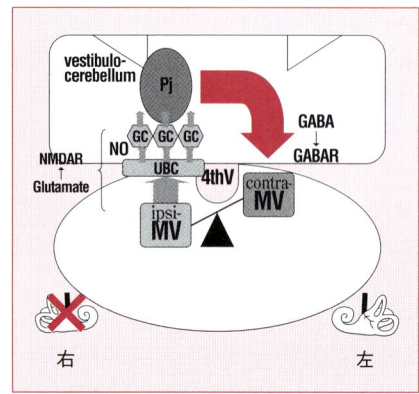

図19 前庭代償過程における対側抑制神経回路のシェーマ

右末梢前庭障害が生じた場合，右前庭神経核の活動レベルが低下するが，これにより，対側抑制神経回路が始動し，前庭神経核レベルでの活動の左右差が是正される．
（北原　糺：加齢と前庭代償．MB ENTONI 87：50-55, 2008より改変）

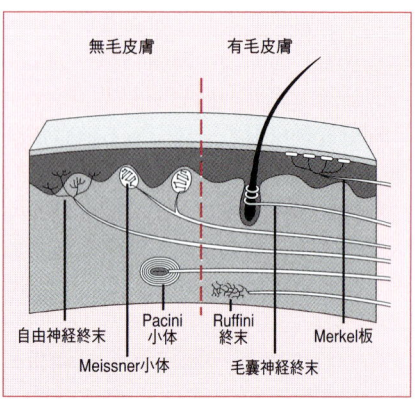

図20 皮膚にあるさまざまな体性感覚系受容器

（Shaffer SW et al.: Aging of the somatosensory system: a translational perspective. Phys Ther 87：193-207, 2007より改変引用）

　温痛覚の受容器は裸の樹状突起であり，特殊化した構造のない自由神経終末（free nerve ending）である[42]．図20に皮膚にあるさまざまな受容器を示す[43]．触圧覚や振動覚などは，被包神経終末（encapsulated nerve ending）であり，その樹状突起は，独特の微細構造をした結合組織のカプセルで被包されている．その一例としては，パチニ小体（Pacinian corpuscle），マイスネル小体（Meissner's corpuscle）があげられる．振動覚の受容器はパチニ小体である．このほか，固有感覚の受容器として，筋にある筋紡錘（muscle spindle）や腱にある腱器官（tendon organ）（図21）のほか，関節嚢にある関節運動感覚受容器（joint kinesthetic receptor）が知られている．筋紡錘は，筋の長さや収縮の速度を感知する．筋紡錘は，結合組織のカプセル，錘内筋線維（intrafusal muscle fiber），および錘内筋線維に巻き付かれた感覚神経終末からなっている．腱器官は数個の腱束を包んでいる結合組織のカプセルからなり，感覚神経終末がこのカプセルに入り込んでいる．腱器官は，筋に張力がかかった際に，その情報を中枢神経系に供給する．関節の運動感覚受容器は，関節嚢の中や周囲に

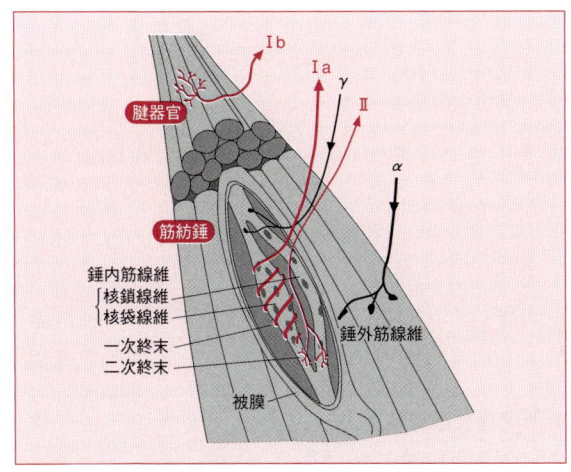

図21 固有感覚受容器
（河田光博 ほか：カラー図解　人体の正常構造と機能，全10巻縮刷版，第2版，p628，日本医事新報社，東京，2012）

存在し，関節の動きに反応する．

　四肢・体幹からの体性感覚入力は，脊髄神経により脊髄に伝達される．触覚，圧覚，振動覚などの体平衡の維持に関係の深い体性感覚系の一次ニューロンは，脊髄に入ると同側の後索（posterior column）を上行する（後索−内側毛様帯路，posterior funiculus-medial lemniscus pathway）．第六胸髄以下のニューロンは後索の内側寄りにある薄束（gracile fasciculus）を通り，それより上のニューロンは後索の外側にある楔状束（cuneate fasciculus）を通る．二次ニューロンにより対側視床に，さらに，三次ニューロンにより大脳皮質の一次体性感覚野に伝達される．なお，温痛覚は，脊髄視床路（spinothalamic pathway）を上行する．

3. 視覚系と眼球運動（visual system and eye movement）

　視覚系情報の受容器はいうまでもなく眼球である．光を知覚するために最も重要な働きをしている部位は，網膜（retina）であり，網膜は眼球壁の内側にある．網膜にある感覚細胞は視細胞であるが，視細胞には，錐体（cone）と桿体（rod）がある．錐体は，視力や色覚を認識しており，後極部に多く周辺は

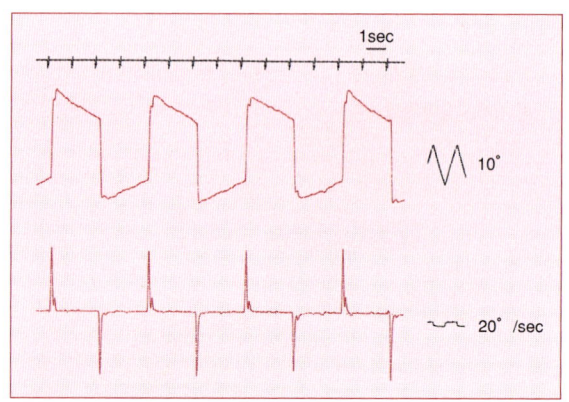

図22 急速眼球運動（saccade）
水平性急速眼球運動のENG所見．
上段は時標，中段は眼球運動，下段が眼球運動速度を表す．上方へのペンの振れは右向きへの眼球運動を表す．ENGについては後述．

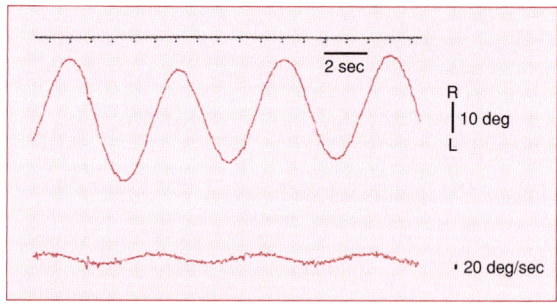

図23 追跡眼球運動（pursuit）
水平性追跡眼球運動のENG所見．
上段は時標，中段は眼球運動，下段が眼球運動速度を表す．
上方へのペンの振れは右向きへの眼球運動を表す．

少ない．網膜の黄斑部の中心部に位置するのが中心窩（fovea）である．中心窩は，高精細な中心視野での視覚を担っている．中心窩には錐体のみが存在する．桿体は，明るさを認識しているが，中心窩にはほとんどなく，中間部に多く，周辺部では少なくなる．視細胞で得た情報は双極細胞，水平細胞，アマクリン細胞などで制御されて神経節細胞に伝達され，神経線維を経て視神経にい

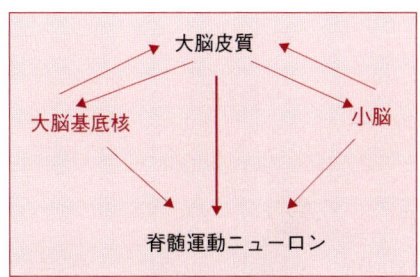

図24 中枢神経系による運動の
コントロールの概念

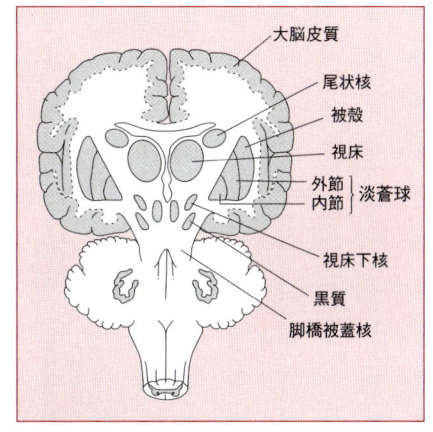

図25 大脳基底核
(野村　嶬 ほか訳, ARクロスマン, Dニアリー 著：神経解剖カラーテキスト, p154, 医学書院, 東京, 2002 より改変引用)

たる[44]．

　このような視覚系への刺激で誘発される眼球運動は，早い眼球運動と遅い眼球運動に大別できる[45,46]．早い眼球運動の代表は衝動性眼球運動（saccade）であるが，前庭性眼振や視運動性眼振の急速相も早い眼球運動に含まれる．saccadeは，中心窩に興味の対象物がくるようにする眼球運動である（図22）．一方，遅い眼球運動の代表は追跡（滑動性）眼球運動（pursuit）であり，前庭性眼振や視運動性眼振の緩徐相も遅い眼球運動に含まれる（図23）．また，輻輳性眼球運動も遅い眼球運動に含まれる．pursuitは，目標物（視標）を網膜の中心窩上に固定して外界を動く視標をみつめるときに生じる．

4. 中枢神経系（central nervous system）

　前項までに述べた感覚入力の情報に基づき，中枢神経系が身体の平衡を維持するために身体諸器官の運動を制御している．中枢神経系の身体の平衡の維持への関与は大きく複雑であり，ここでそのすべてを解説することはできない．簡略に概念的な記載をするにとどめたい[42,47]．

　大脳皮質（cerebral cortex）から出た随意運動に関する指令は，脊髄ニューロンに伝達され運動を惹起することになるが，その運動の制御には，大脳基底

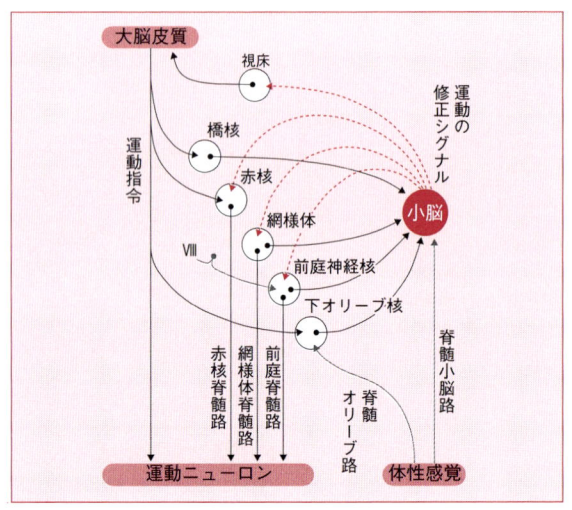

図26 小脳による運動のコントロール
(河田光博 ほか：カラー図解　人体の正常構造と機能, 全10巻縮刷版, 第2版, p638, 日本医事新報社, 東京, 2012)

核（basal ganglia）と小脳（cerebellum）の果たす役割が大きい（図24）．

　大脳基底核は，被殻（putamen）と尾状核（caudate nucleus）からなる線条体（striatum），黒質（substantia nigra），淡蒼球（pallidum），視床下核（subthalmic nucleus）からなる（図25）．運動の開始と終止に重要な役割を果たす．いいかえると，行うこと（what to do），行わないこと（what not to do）に関する制御をしているともいえる．大脳皮質から大脳基底核を経て大脳皮質に戻る回路には，運動を開始し，終止する機能があるとされる．大脳基底核は，視床や上丘（superior colliculus）に抑制的な効果を及ぼすことによって不必要な運動を抑制し，筋トーヌスに影響を与えている．

　小脳は，姿勢・バランスの維持，協調的な熟練を要する速い運動の学習と遂行に寄与している．末梢前庭系や固有感覚系の情報をモニターしつつ，運動の意図と実際の運動の誤差を修正し，運動を円滑に行うようコントロールしている（図26）．すなわち，小脳は，いつ行うか（when to do）を制御しているともいえる．

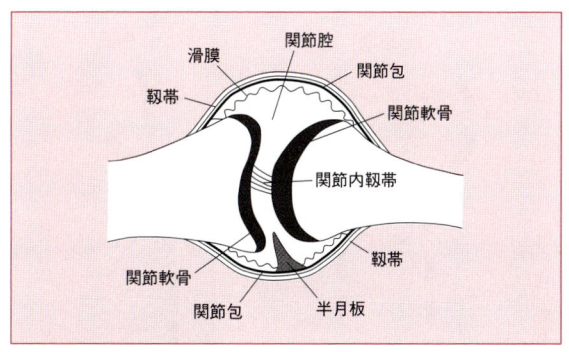

図27 関節の構造
(山下敏彦:図解整形外科, p11, 金芳堂, 京都, 2006)

◎ 5. 運動器系（locomotive organ system）

運動器は，広義には，身体活動を担う筋・骨格・神経系の総称で，筋肉，腱，靱帯，骨，関節に加えて神経，脈管系を含む身体運動にかかわるいろいろな組織・器官の機能的連合の総体とされるが，やや狭義には，筋肉，腱，靱帯，骨，および関節と考えてよいかと思われる．ここでは，このうち，骨と関節および脊柱について簡潔に記載するにとどめる[48]．

骨（bone）は，細胞と細胞外組織からなる結合組織であり，大部分にはミネラルが存在している．骨のミネラルは，主としてカルシウムとリンである．骨の機能は，①体形の保持と内部臓器の保護，②ミネラルの貯蔵庫として体液電解質平衡の維持，③造血の3つである．

骨には骨芽細胞（osteoblast），骨細胞（osteocyte），破骨細胞（osteoclast）の3種の細胞がある．骨芽細胞により骨組織が造成される．骨細胞は，骨組織のミネラル化を調節し，骨小腔の辺縁に骨基質を分泌する．骨細胞はアポトーシスを生じて消失するとともに，破骨細胞を誘導する．破骨細胞は，ミネラル化した組織を吸収する多核の巨細胞である．

関節（joint）は，2つ以上の骨を結合する構造であり，可動関節と不動関節に分類される．四肢の関節の多くは可動関節であり，相対する骨端は，関節軟骨（joint cartilage）でおおわれ関節包（joint capsule）に包まれている[49]（**図27**）．関節軟骨は豊富な細胞外基質で構成され，その70％は水分であり，20％

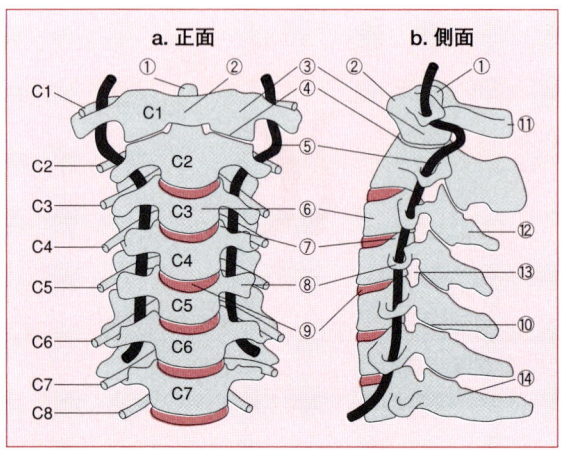

図28 椎体の構造1

①軸椎歯突起，②環椎前弓，③環椎側塊，④環軸関節，⑤椎骨動脈，⑥椎体，⑦鈎状突起，⑧横突起，⑨椎間板，⑩椎間関節，⑪環椎後弓，⑫棘突起，⑬椎間孔，⑭椎弓，⑮脊柱管，⑯横突孔
（戸山芳昭：標準整形外科学，第10版，p427，医学書院，東京，2008）

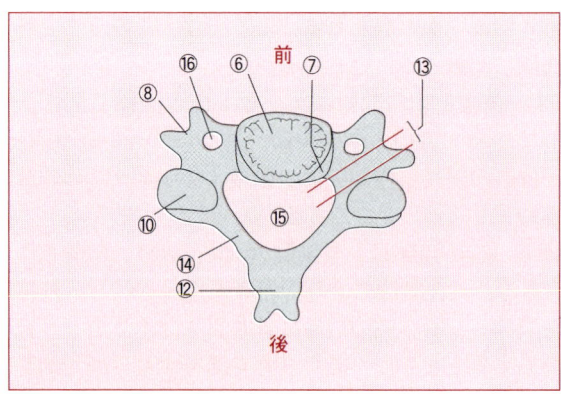

図29 椎体の構造2（C5）

番号は図28と共通．
（戸山芳昭：標準整形外科学，第10版，p427，医学書院，東京，2008）

がコラーゲン，10％がプロテオグリカンである．関節軟骨組織の大部分は半永久的基質により構成されており，破壊された場合は不可逆である．

　脊柱（spinal column）は，直立位をとるヒトの体幹の支柱としてとくに重要である．脊柱は，頸椎（cervical spine），胸椎（thoracic spine），腰椎（lumbar spine），仙骨および尾椎からなる．頸椎は，椎骨7個，胸椎は12個，腰椎は5個からなっている．椎体（vertebral body）と椎体の間は線維軟骨である椎間板（intervertebral disc）によって連結されている（図28）．椎間板は脊椎に支持性と可動性を与え，また衝撃を吸収する緩衝板としても機能している．椎体の前面には前縦靱帯（anterior longitudinal ligament：ALL）が，後面には後縦靱帯（posterior longitudinal ligament：PLL）がある．各髄節を出た運動神経（前根）と感覚神経（後根）は合流し神経根となり，椎間孔（intervertebral foramen）を通る．

　頸椎は，頭部を支持し，その可動性の維持に寄与している．小脳，脳幹を栄養する椎骨動脈は，頸椎の横突孔を通る（図28，29）．腰椎は，体幹の運動の大部分を担っており，また，日常的に機械的負荷が加わっているため障害をきたしやすい．

第3章
めまい・平衡障害の診断に必要な診察・検査法

　第2章で述べたように，われわれの身体の平衡状態は，視覚，前庭迷路由来の平衡覚，固有感覚（深部感覚）などの体性感覚系からの情報を用い，眼球運動や四肢・体幹の運動を中枢神経系で統合・制御することによって保たれている．めまいや平衡障害の診断にあたっては，こうした身体の平衡の維持にかかわる機構のどこに異常があるのかを明らかにすることがまず必要である．そのためには，的確な問診と検査が必要である．この章では，めまい・平衡障害の診断に必要な診察・検査法について紹介，解説する．

1. 問診

　問診は，めまい・平衡障害の診察に限らず，最初に行われる，そして最も重要なポイントである[50]．いわゆる「めまい」の原因は多岐にわたる．その理由は，今まで述べてきたように，人体の平衡を維持するために働く機構自体が複雑であるためである．また，その複雑さに加え，「めまい」という表現が患者のさまざまな状態を表現するために用いられるためである．「めまい」という表現が，狭義のめまい・平衡障害とは若干質の異なる状態，具体的には，失神しそうな感じや眼前暗黒感，からだのふるえ，などを意味するものとして用いられることもある．このような非前庭性症状を「めまい」として訴える傾向は高齢者の場合比較的頻度が高い．このような状態は，血圧異常，不整脈などの

表3 「めまい」ということばで表される場合のある状態

回転性めまい
浮動性めまい
平衡障害
動揺視・複視
不安感
眼前暗黒感
失神感
振戦
悪心
動悸

循環器障害，自律神経障害，低血糖や甲状腺機能亢進症などの内分泌・代謝障害，肺気腫による低酸素状態など多彩な疾患で生じる場合もある．

　したがって，病歴を聴取する場合の最初で最大のポイントは，患者の訴える「めまい」は，医学的に細分するとどのような状態であるかということを明らかにすることである（表3）．狭義の「めまい」を意味する回転性めまいに加えて，浮動性めまい，平衡障害，動揺視，眼前暗黒感あるいは失神しそうな感じを意味する場合がある．このほかに，症例によっては，複視，悪心（吐き気），不安感，振戦（ふるえ），動悸などを「めまい」として表現することもあるので注意を要する．

　患者の訴える「めまい」が何を表すかがある程度はっきりしたら，さらに詳細な病歴を聴取する．回転性あるいは浮動性めまい，平衡障害など平衡の維持に直接関係のありそうな場合，次に問診することは，この症状が発作的か持続的か，発作的な場合どのくらい持続するのか（あるいはしているのか），発作は今回が初回か，反復しているのかといったことをたずねる．持続時間に関しては，数分以内のものか，数時間持続するものか，1日以上続くのかといったおおまかな程度でよいので必ず問診する必要がある．

　次に，誘因について問診する．ある特定の姿勢，頭位をとったときに生じるのか，咳をしたとき，力んだときなど中耳・内耳にかかる圧力が変化するときに生じるのか，大きな音をきいたとき，歩行中，目を閉じたときや暗がりで生じるのかといった点である．ある特定の姿勢，頭位をとったときに生じるとすれば，良性発作性頭位めまい症の可能性が考えられる．中耳・内耳に対する圧変化に関係するとすれば，瘻孔症状のあることが疑われる（外リンパ瘻，真珠

表4 問診のポイント

1. めまいの性質：回転性めまい，浮動性めまい，平衡障害など（表3参照）
2. めまいは発作性か持続性か
3. 発作性の場合，持続時間
4. 誘因の有無：特定の頭位，圧刺激，音刺激
5. 他の神経症状
6. 現在使用中の薬剤
7. 基礎疾患，既往歴
8. 家族歴

腫性中耳炎など），大きな音をきいたときであれば，Tullio現象のある可能性が高い．また，歩行中に動揺視が出現するということが主訴であれば，jumbling現象と考えられ，両側前庭機能の高度低下が疑われ，夜間や閉眼時の平衡障害はロンベルグ（Romberg）徴候陽性と考えられ，両側前庭機能の高度低下や固有感覚障害を疑わせる．

さらに，随伴症状について問診する．第一には，難聴，耳鳴，耳閉感などの蝸牛症状や耳痛，耳漏などの耳症状の随伴の有無である．続いて，他の脳神経症状（顔面感覚障害，複視，顔面神経麻痺，嗄声など），小脳症状（構音障害，振戦など），全身の感覚障害の有無について問診する．このほか，既往歴や現在内服中の薬物，家族歴などについて問診する．既往歴の中では，片頭痛をはじめとする頭痛の有無，高血圧，糖尿病，脂質異常症などの脳血管障害のリスクファクターについては必ず問診する必要がある（表4）．

外来診療においては，問診時間短縮のために上記の内容についての問診票をあらかじめ作成しておくことも一つの方法である．このような問診を通して，疑われる疾患はかなり絞り込むことができる（表5）．

めまい発作の急性期に診察する場合，以上のすべてについて詳細に問診することは不可能である．このようなときには，めまいの性質，誘因，随伴症状，初回発作か反復しているのかについて要領よく問診する必要がある．

2. 平衡機能検査

平衡機能検査は，出力として何を観察・記録するかによって眼運動系の検査と体平衡（四肢体幹）系の検査に大別される[51]（表6）．以下に主要な検査の概

表5 病歴からのめまい疾患の鑑別

めまいの性質	持続時間	聴覚(蝸牛)症状	中枢神経症状	単発or反復	その他	疾患名
回転性めまい	数日間	なし	なし	単発	ときに先行する感冒様症状	前庭神経炎
	数日間	あり	なし	単発		内耳炎
	数日間	あり/なし	あり	単発	ときに頭痛	小脳・脳幹梗塞
	数時間から1日	あり	なし	反復		メニエール病
	数分から1日	あり	なし	単発		めまいを伴う突発性難聴
	数分から数時間	あり/なし	あり	反復	高血圧,糖尿病などの基礎疾患	椎骨脳底動脈循環不全症
	数分以内	なし	なし	反復	頭位の変化で誘発	良性発作性頭位めまい症
浮動性めまい	数日間	あり/なし	あり	単発	ときに頭痛	小脳・脳幹梗塞
	数時間から1日	あり	なし	反復		メニエール病
平衡障害	持続性	あり/なし	なし	持続	閉眼で増悪・アミノ配糖体使用歴	アミノ配糖体による内耳障害
		なし	あり/なし	持続	閉眼で増悪,深部感覚障害	脊髄後索系障害
		通常なし	あり	持続	家族歴ありの場合あり	脊髄小脳変性症
眼前暗黒感	数秒から数分	通常なし	通常なし	反復		起立性調節障害・不整脈

表6 平衡機能検査

a. 眼運動系検査

眼振の観察を行う検査
- 注視眼振検査
- 頭位・頭位変換眼振検査
- 頭振後眼振検査
- 圧刺激検査
- 温度刺激検査
- 回転検査

眼振の観察以外の眼運動系検査
- 追跡眼球運動検査(視標追跡検査)
- 急速眼球運動検査
- 視運動性眼振検査
- 視運動性後眼振検査
- 眼球反対回旋検査
- 主観的視性水平位(垂直位)検査
- oVEMP(ocular VEMP)検査

b. 体平衡系検査
- 直立検査
- 足踏み検査
- 歩行検査
- 書字検査
- 指示検査
- cVEMP(cervical VEMP)検査

要を記すが,詳細については,他の成書も参照していただきたい[51~54].

a. 眼運動系の検査

眼運動系の検査は,入力系の違いにより,眼振を中心に自発的な眼運動の観察を行う検査(すなわち,外部からの入力のない検査),前庭(迷路)刺激を用いた検査,視刺激を用いた検査,あるいはこれらを組み合わせた検査に大別される.

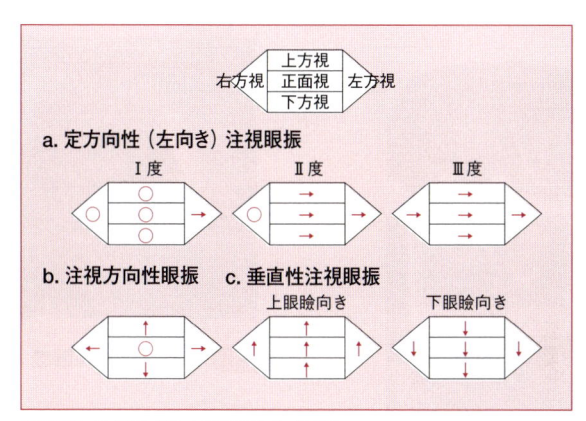

図30 注視眼振の記載法と分類
（室伏利久：めまい・平衡障害．篠原幸人 監修，神経救急・集中治療ハンドブック，p54，医学書院，東京，2006）

　眼振の観察を行う検査には，注視眼振検査，頭位・頭位変換眼振検査，頭振後眼振検査，圧刺激検査，振動刺激検査，温度刺激検査，回転検査などが含まれる．回転刺激検査の特殊型としてhead impulse test（HIT）[50〜55]がある．

1）注視眼振検査（gaze nysgamus test）

　注視眼振検査は，自発性異常眼球運動検査の一つで，正面，左右，上下注視時の眼球運動を観察し，前庭迷路から中枢にいたる病変の診断を目的とする．検者の指先あるいはボールペンの先などを注視させて検査を行う．注視眼振をとる際には，同時に，左右の眼球が協同運動しているか，眼球運動制限の有無，視標の追跡がスムーズであるかどうかという点にも注意する必要がある．高齢者の場合，垂直方向の眼球運動，とくに上転に制限があることが少なくない．注視眼振は多彩であるが，頻度の高いものとしては，定方向性眼振（direction-fixed nystagmus），注視方向性眼振（gaze-evoked nystagmus），垂直性眼振（vertical nystagmus）がある（**図30**）．定方向性眼振は前庭系の左右非対称性の障害を示唆するものであり，多くは，急性の末梢前庭障害であるが，中枢性障害を否定するものではない．注視方向性眼振は注視した方向に急速相をもつ眼振で，主として小脳・脳幹障害の場合に認められる．また，正面注視で垂直性眼振，純回旋性眼振（torsional nystagmus）が認められる場合も中枢障害が疑われる．

図31 眼振観察用赤外線CCDカメラとモニター

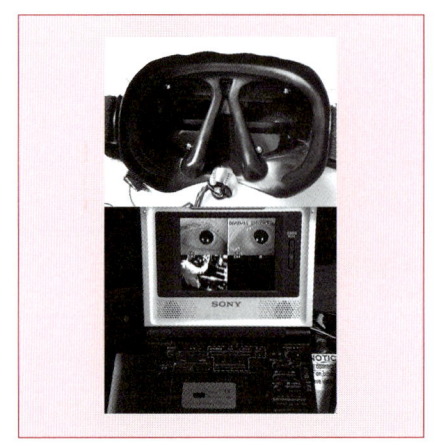

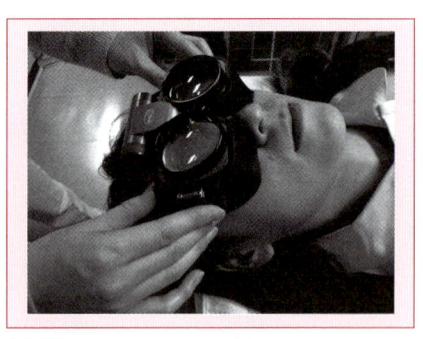

図32 フレンツェル眼鏡

2）頭位・頭位変換眼振検査（positional and positioning nystagmus test）

　フレンツェル（Frenzel）眼鏡または赤外線CCDカメラを用いて，頭位・頭位眼振検査を行う（**図31～34**）．また，フレンツェル眼鏡下では，瞳孔の観察が容易になるので，このときに，瞳孔の左右不同の有無についてもチェックするとよい．眼振の有無だけでなく，眼振発現までの潜時，めまい感の有無，頭位の変化を繰り返すと眼振が減弱してくる疲労現象の有無などについても観察，記載する．定方向性水平回旋混合性頭位眼振が認められる場合，一側前庭機能の急性障害である．頭位によって眼振の向きが変化する方向交代性眼振には，背地性に眼振を生じる場合（地面から上向きに眼振が認められる場合）と，向地性に眼振を生じる場合（地面向き，すなわち下向きに眼振が認められる場合）がある（**図33**）．前者を方向交代性上向性頭位眼振（direction-changing apogeotropic positional nystagmus），後者を方向交代性下向性頭位眼振（direction-changing geotropic positional nystagmus）と呼ぶ．末梢，中枢いずれの障害でも生じうる．座位から懸垂頭位への頭位変換（**図34**）では，回旋成分の強い眼振が，潜時，めまい感を伴い認められることがある．この種の眼振は良性発作性頭位めまい症に特徴的な眼振である．これに対し，中枢，とくに小脳正中部に病変がある場合，垂直性頭位変換眼振が認められることが少なくない．頸椎病変のある場合には，強い懸垂頭位はとらないよう注意する必要がある．高齢者の場合，頸椎病変の合併もしばしば認められるので検査施行時には注意

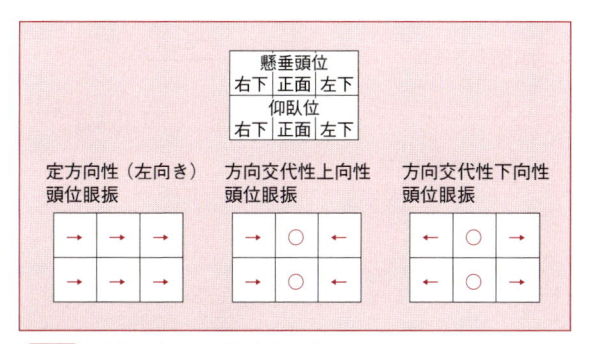

図33 頭位眼振の記載法と分類

(室伏利久:めまい・平衡障害. 篠原幸人 監修, 神経救急・集中治療ハンドブック, p55, 医学書院, 東京, 2006)

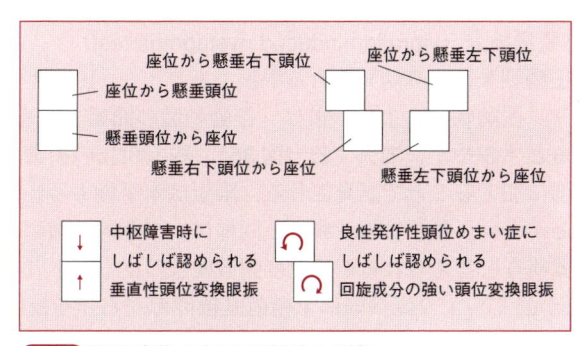

図34 頭位変換眼振の記載法と種類

(室伏利久:めまい・平衡障害. 篠原幸人 監修, 神経救急・集中治療ハンドブック, p55, 医学書院, 東京, 2006より改変)

が必要である.

3) 頭振後眼振検査 (head shaking nystagmus test)

頭振り運動を反復したあとに誘発される眼振を観察する検査である[56]. 基本的には潜在的な前庭機能の左右不均衡を検出する検査と考えることができる. 検者が被検者の頭部を側面から保持し, 左右方向に往復30回, 左右各45°の大きさで毎秒2往復程度の頻度で振り, 頭振り後開眼させ, フレンツェル眼鏡下に観察する方法が推奨されているが, 全般的にもう少しマイルドな刺激(たとえば往復10回程度)でも眼振は誘発される.

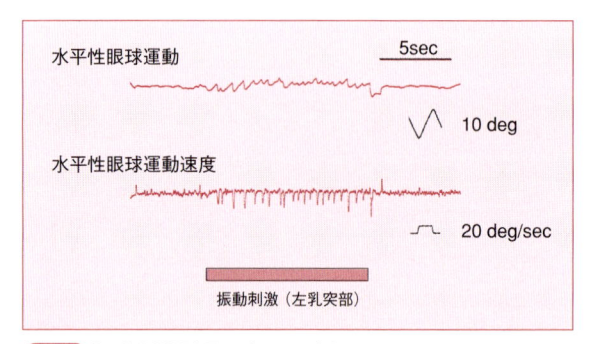

図35 振動刺激誘発眼振の一例
54歳女性，右メニエール病．振動刺激で誘発される左向き眼振を認める．

4）振動刺激眼振検査（vibration-induced nystagmus test）

頭頸部への振動刺激により誘発される眼振であり[56,57]，1973年にLückeにより報告された[58]．振動刺激による眼振は，振動刺激の開始とともに誘発され，刺激を中止するとすみやかに消失する（図35）．約100Hzの振動刺激を乳突部あるいは後頸部に加えることで誘発される．眼振は水平性あるいは水平回旋混合性であることが多い．頭振後眼振検査と同様に，潜在的な前庭機能の左右不均衡を検出する検査と考えられるが，温度刺激検査の反応低下（canal paresis：CP）との関連が強く，より直接的に末梢前庭機能の左右差を反映するのではないかと考えられる．

5）圧刺激検査（pressure-induced nystagmus test）

内耳は硬い骨で囲まれており，これは迷路骨包と呼ばれている．迷路骨包には元来，正円窓（round window）・卵円窓（oval window）の2つの内耳窓があり，膜でおおわれている．これ以外の部分に骨欠損が生じた状態を迷路瘻孔という．瘻孔（fistula）に圧刺激が加わると内リンパ流動が生じ眼振が誘発され，被検者はめまいを感じる．このような症状を瘻孔症状と呼ぶが，圧刺激検査は，基本的には瘻孔症状の検査である．被検者の耳にポリッツェル（Politzer）球（図36）などを外耳道に密着させ，加圧，減圧を行うことで圧刺激を負荷する．典型的な場合，加圧で圧刺激耳に向かう眼振が，減圧で対側耳に向かう眼振が誘発される．瘻孔症状陽性は内耳瘻孔の存在を示唆するが，瘻孔がないにもかかわらず，瘻孔症状陽性となる場合もある（Hennebert's sign）[59]．

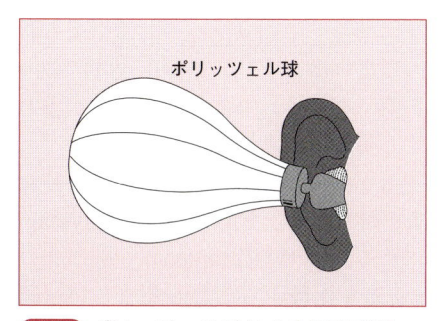

図36 ポリッツェル球による圧負荷法
（伊藤壽一：「イラスト」めまいの検査，改訂第2版，日本めまい平衡医学会 編，p86，診断と治療社，東京，2009）

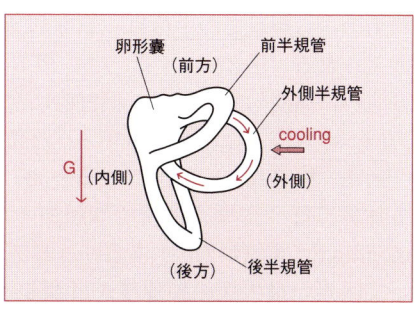

図37 温度刺激検査時の重力と内リンパ対流の関係

この図には，冷水刺激の場合を示す．冷却された内リンパは比重が高くなり，重力によって下方に移動するため，内リンパに対流が生じる．温水刺激の場合には，比重が軽くなるため，対流方向が逆転し，眼振の向きも逆転する．Gは重力の方向を表す．

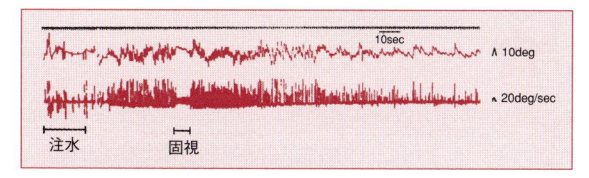

図38 温度刺激検査時のENG記録

この図は，左耳冷水刺激時の温度眼振の推移を示す．点灯し，固視させることにより温度眼振の緩徐相速度が低下することがわかる．
最上段：時標，中段：水平性眼球運動，下段：同速度．
（室伏利久：めまいと平衡機能の検査．ビジュアル脳神経外科7．頭蓋底② 後頭蓋窩・錐体斜台部，pp50-57，メジカルビュー社，東京，2012）

6）温度刺激検査（caloric test）

温度刺激検査は，外耳道に体温と異なる温度刺激を与え，これによって誘発される眼振（温度眼振）を調べるものである[60]．誘発される眼振は，基本的には，外側半規管の機能を反映しており，外側半規管機能の左右差を評価することができる．第2章で述べたように，外側半規管由来の求心線維は上前庭神経を通るので，前庭神経レベルでみると，本検査は上前庭神経の検査である．また，温度眼振の固視による抑制効果を評価することにより，小脳片葉の機能検査としても利用されている（visual suppression test：VS test）[61]．

温度刺激により眼振が生じるメカニズムには諸説があるが，地上，すなわち，

重力のある環境での主体は，温度刺激によって生じる内リンパの対流によると考えられる（図37）．すなわち，外耳道の温度刺激により，外側半規管内の内リンパに温度勾配が生じ，相対的に密度の高く（低く）なった内リンパが重力方向への対流すなわち，内リンパ流動を生じるとする考え方である．

通常，検査は，仰臥位で頭部を30°挙上し，外側半規管への刺激が最大となる体位で行う．検査は暗所開眼あるいは遮眼で行う．ENG（electronystagmography：電気眼振図）あるいはビデオによる記録（VOG：video-oculography）下で眼振の最大緩徐相速度を計測し，左右差を比較することが望ましい（図38）[☞コラム2，図39]．冷水法，冷温交互法，エアーカロリック法などがある．最低限必要なことは，左右耳を同じ条件で刺激することである．鼓膜穿孔がある場合には，通常の水道水などの注水はできない．外側半規管機能の左右差の評価には，CP（canal paresis）％という指標を用いる．CP％は，

★コラム2　ENGとVOG

ENGはelectronystagmography，VOGはvideo-oculographyの略称である．VOGはVNG（video-nystagmography）とも称される[62,63]．いずれも，眼球運動の記録法である．ENGは角膜と網膜の間に生じている電位差（角膜網膜電位）を利用して眼球運動を記録するものであり，VOGはビデオシステムの画像を用いて，眼球運動を記録するものである[62,63]．水平性・垂直性の眼球運動は瞳孔中心の動きから，回旋成分は，瞳孔中心と特定の虹彩紋理を結ぶ線分の回転角度から測定する．いずれも臨床検査として用いられているが，一長一短がある．ENGは古くから用いられている方法であり，閉眼状態でも眼球運動を記録できるという長所があるが，記録にやや熟練を要すること，回旋性眼球運動は記録できないことが欠点である．一方，VOGは，回旋性眼球運動にも対応可能であるが，閉眼されてしまうと記録できない．また，日本人の場合，眼裂の狭い，いわゆる切れ長の目では，瞳孔などをビデオシステムが捕捉し続けることができず，記録に難渋する場合もある．さらに，時間的解像度の点でやや劣る面がある．これらの特徴を理解して両者を使い分ける必要がある．

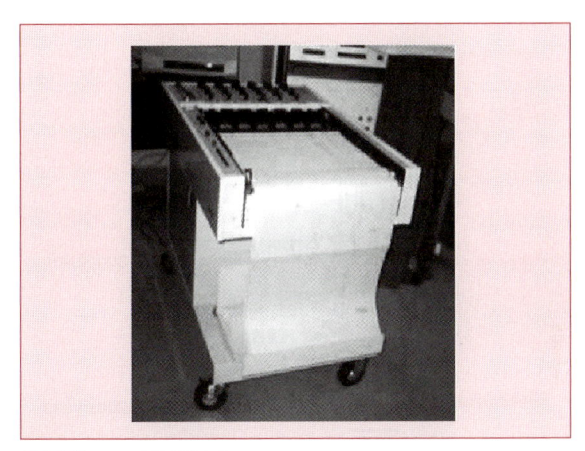

図39 ENG記録装置

$$CP\% = 100 \times |msevr - msevl| / (msevr + msevl)$$

　msevr（l）：右（左）耳刺激による眼振最大緩徐相速度
により求める．われわれは，CP%≧20を異常としている．
　VS testを併施する場合には，温度眼振がほぼ最高に達した時点（通常注水開始後約1分後）で点灯あるいは遮眼を解除し，眼前50cmの位置で検者の指先を10秒程度固視するよう指示する．健常者では，固視により温度眼振は抑制され，緩徐相速度は減少する（図38）．固視抑制の程度は，VS%を算出することにより評価する．VS%は，

$$VS\% = 100 \times (a - b)/a$$

　　a：点灯直前の暗所（遮眼）での眼振緩徐相速度
　　b：明所固視時の眼振緩徐相速度
により求める．VS%の正常値は66±11であり，40%以下は明らかに固視抑制の障害と考えてよい．固視抑制の減少，消失は，小脳片葉，小節の障害で生じるとされる（図40）．また，脳幹障害の場合には，明所での温度眼振の増強が生じる場合がある．

　7）回転検査（rotation test）
　通常の回転検査は，重力方向の回転軸での回転により外側半規管に角加速度刺激を加えることで惹起される眼球運動（半規管眼反射）を測定する検査であ

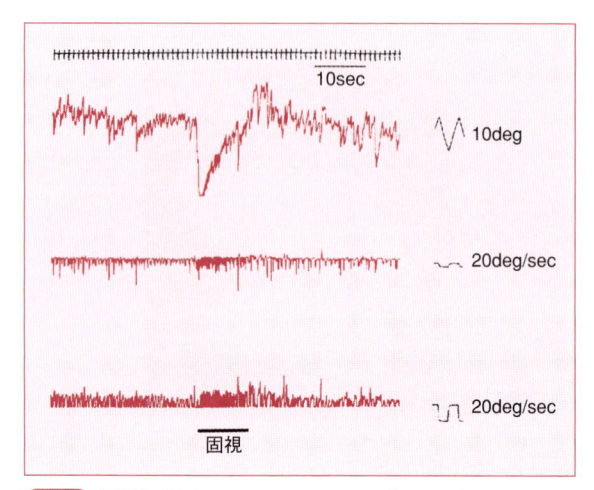

図40 視性抑制（visual suppression）の障害例

この症例では，点灯，固視による温度眼振の抑制がみられない．最下段は，眼振緩徐相速度の記録．
（室伏利久：めまいと平衡機能の検査．ビジュアル脳神経外科7．頭蓋底② 後頭蓋窩・錐体斜台部，pp50-57，メジカルビュー社，東京，2012）

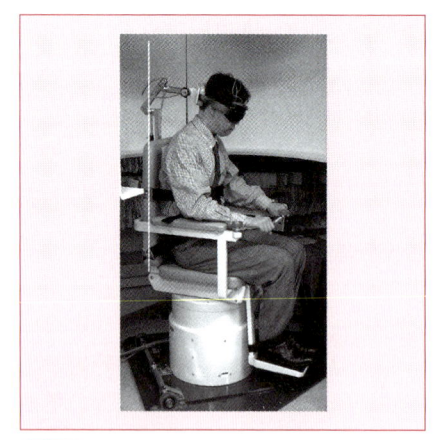

図41 EVAR

（室伏利久：耳石器機能検査の現状と将来．日耳鼻 105：137-141，2002）

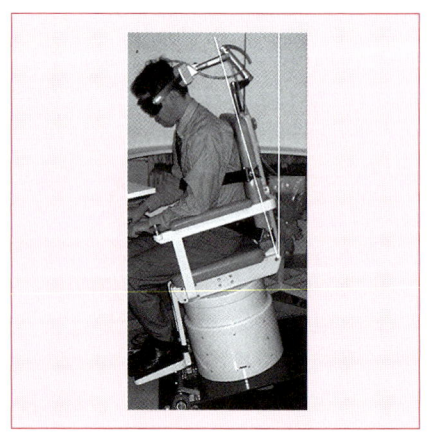

図42 OVAR

（室伏利久：耳石器機能検査の現状と将来．日耳鼻 105：137-141，2002）

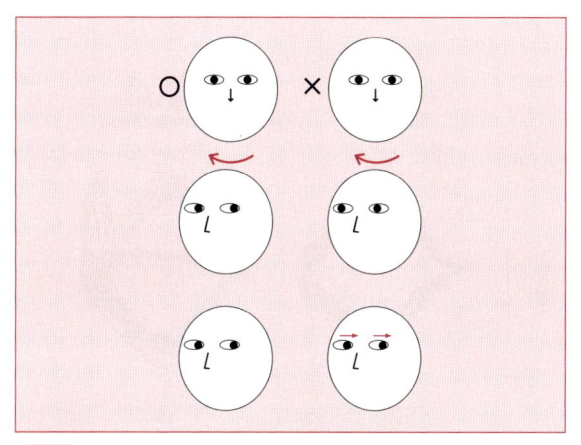

図43 head impulse test（HIT）の概略図
左図は健常者の反応，右図は右末梢前庭機能高度低下症例の反応．患側向きの回転では，注視点を固視し続けられず，catch-up saccadeが生じる．
（室伏利久：Motor system. What's classic and what's new? ヒトでの検査．前庭系からの制御．図4. Clin Neuroscience 27：819, 2009）

る（earth-vertical axis rotation test：EVAR）（**図41**）．回転検査を耳石器機能検査として応用するために，回転軸を重力方向から傾ける偏垂直軸回転検査（off-vertical axis rotation test：OVAR）（**図42**）や，回転椅子を回転軸中心から離れた位置におき接線および法線方向に直線加速度を負荷する偏中心性回転検査（eccentric rotation test）も行われているが[64,65]，いずれも大規模な検査装置が必要であり，一般化はしていない．

8）head impulse test（HIT）

HITの原法は，被検者に検者の鼻などを凝視させたうえで，その頭部を急速に右あるいは左に回転させ，前庭眼反射の障害の有無を調べる検査である[50,55]．前庭眼反射の障害のない場合，頭部回転を代償する眼運動が起こり，被検者は検者の鼻を凝視し続けることができるが，前庭眼反射の障害がある場合，障害側へ頭部を回転させた場合，眼球が頭部とともに動いてしまい，鼻を凝視し続けることができない．このためcorrective saccadeが生じる（**図43, 44**）．この方法を用いて，前庭眼反射の高度障害の有無をある程度推定することができる．このような定性的方法は，ベッドサイドでも施行可能である．正確な測定のためには定量的な解析が必要である[66]（**図44**）．この原理を用いれば，前半規管

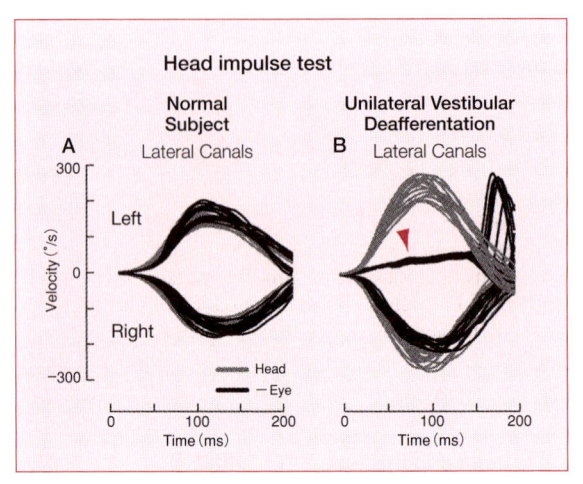

図44 HIT時の眼球運動ならびに頭部運動記録

Aの健常例では，左右ともに頭部回転時にそれを代償する眼運動が前庭眼反射によって生じているが，Bの左末梢前庭機能消失例では，左向きの頭部回転の際，前庭眼反射が生じていないことがわかる．
(Halmagyi GM et al.: In ed. by Kaga K et al. Neuropathies of the Auditory and Vestibular Eighth Cranial Nerves, pp93-109 , Springer, Tokyo, 2009より引用）

や後半規管機能の評価も可能である．比較的簡便で被検者への負担も少ないので今後発展する余地のある検査である．

9）眼球反対回旋検査（ocular counter-rolling test：OCR）

OCRは，前額面で頭部を左右に傾斜させることで頭部の動きと逆方向に生じる回旋性の眼球運動である．眼球運動の観察法には，赤外線CCDカメラによる方法，サーチコイルによる方法，眼底カメラによる写真撮影による方法などがある．健常者においては，10°から30°傾斜させることにより，2.7°から7°のOCRが生じるとされる[67]．また，一側耳石器障害の急性期には，一般に，患側下方向への頭部回旋時のOCRが減弱するとされる[68]．

10）視刺激を用いた検査群

視刺激を用いた検査群には，追跡眼球運動（pursuit）検査（図45），急速眼球運動（saccade）検査（図46），視運動性眼振（optokinetic nystagmus：OKN）検査（図47），主観的視性水平（垂直）位［subjective visual horizontal（vertical）：SVH（V）］検査などがある．SVH（V）検査以外は通常，ENGあるいはVOG記

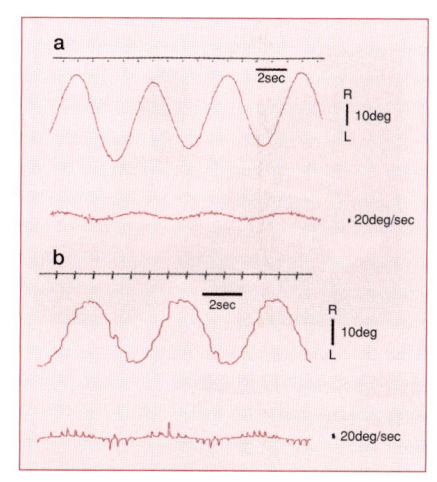

図45 追跡眼球運動検査

aは正常な追跡眼球運動（水平）で，smooth pursuitと呼ばれる．bは階段状の眼球運動で，saccadic pursuitと呼ばれる追跡眼球運動の障害例である．
（室伏利久：めまいと平衡機能の検査．ビジュアル脳神経外科7．頭蓋底② 後頭蓋窩・錐体斜台部，pp50-57, メジカルビュー社，東京，2012）

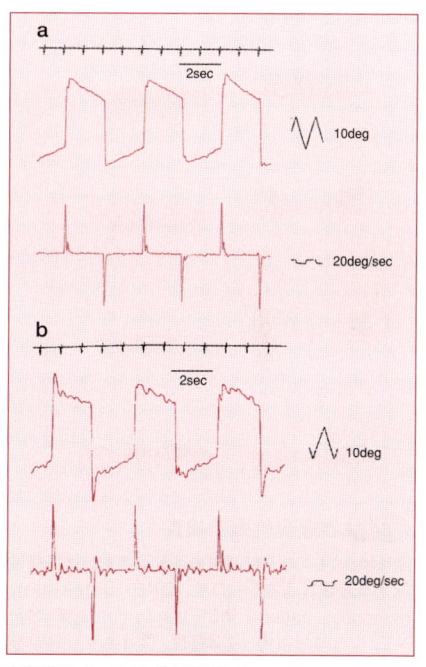

図46 急速眼球運動検査

aは正常な急速眼球運動（水平），bは推尺異常（ocular dysmetria）をきたした例．
（室伏利久：めまいと平衡機能の検査．ビジュアル脳神経外科7．頭蓋底② 後頭蓋窩・錐体斜台部，pp50-57, メジカルビュー社，東京，2012）

録により評価され，主として中枢神経系の障害の検出に利用される[52,53]．

　追跡眼球運動検査は，ゆっくり動く視標を追跡する際の眼球運動を記録・観察する検査である．0.3Hzで視角30°の範囲を振子様に動く視標を追うことを指示する．正常の場合，視標の動きと同様のなめらかな眼球運動（smooth pursuit）が認められる．一方，小脳などの滑動性眼球運動の制御機構に障害がある場合，こうしたスムーズな眼球運動が生じず，ぎこちない，階段状の眼球運動が観察される（saccadic pursuit, dysmetric pursuit）[46]（図45）．高齢者の場合にも，明らかな中枢神経系障害のない限り，明らかな異常所見は呈さない．急速眼球運動検査は，30°の視角をもつ視標を交互に注視する二点交互注視が基本であるが，注視点をランダムに動かす方法（random saccade）もある．正

図47 視運動性眼振検査
図に示したものは，視刺激の回転速度を加速の後減速する方法によったもので，OKP（optokinetic nystagmus pattern）法と呼ばれる．①が正常パターンで，②③は障害例（②は軽度，③は高度），④は錯倒（inversion）の例である．いずれも眼球運動速度を示す．
（水野正浩 ほか：神経疾患のENGアトラス，p7, 医歯薬出版，東京，1994）

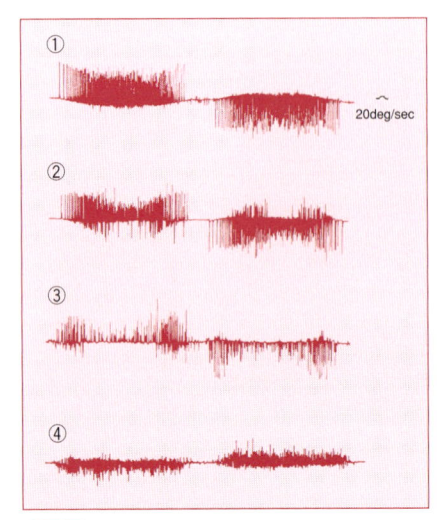

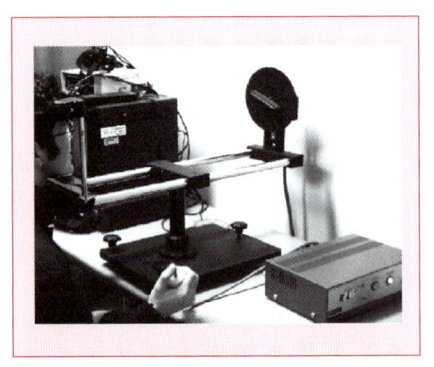

図48 SVHの検査風景
実際は，暗室で行う．

常の場合，1回のsaccadeで新たな固視点への移動が可能であるが，推尺機構に障害がある場合，固視点をゆきすぎたり（ocular hypermetria），数回のsaccadeで新たな固視点に到達する（ocular hypometria）というsaccadeにおける推尺異常所見（ocular dysmetria）を呈する．視運動性眼振検査は，目の前を動く対象物によって誘発される眼球運動，視運動性眼振を記録するものである．日常的には，眼前をゆきすぎる電車をみているときなどに誘発されている．検査法には，等角加速度による加速・減速法（optokinetic nystagmus pattern法：OKP法），等角速度法などがある．OKP法の場合，誘発される視運動性眼振の最大緩徐相速度，眼振の頻度，眼振の方向性などに注目する．小脳脳幹障害が軽度の場合には，異常は最大緩徐相速度の低下程度にとどまるが，高度の障害の場合，眼振頻度，緩徐相速度とも著しく低下する（図47①～③）．また，先天性眼振（congenital nystagmus）の場合，視運動性眼振が正常の場合と逆方

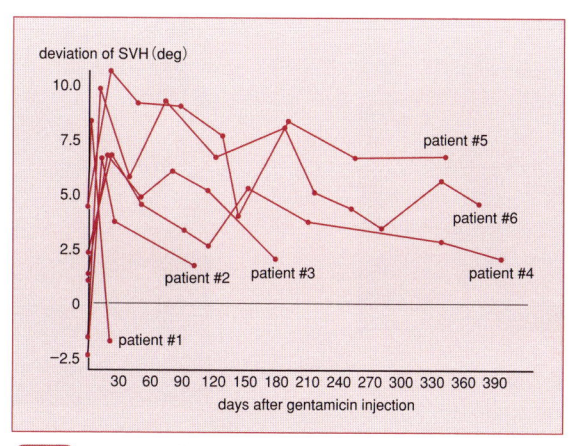

図49 SVHの回復経過

ゲンタマイシン注入により前庭迷路を薬理学的に破壊した後のSVHの回復経過を示す.
(Takai Y et al.: Recovery of subjective visual horizontal after unilateral vestibular deafferentation by intratympanic instillation of gentamicin. J Vestib Res 16 : 69-73, 2006より引用)

向に誘発される錯倒現象(inversion)を認める(**図47**④).高齢者においても,OKP法での最大緩徐相速度は,75〜80°/sec程度で維持され,明らかな低下とはならない[69].

主観的視性水平位検査(SVH)は,暗室において自覚的な水平位を計測し,客観的な水平位とのずれを測定する検査である.垂直位検査(SVV)も基本的には同じ検査である[70].耳石器とくに主として卵形嚢障害によるocular torsionを反映するものと考えられている[71].

検査には**図48**のような測定装置を用いる.暗所にて赤色光のバーを水平位からずらして呈示し,被検者にリモートコントローラーを用いて,自分が水平と考える位置にバーを移動させるように指示する.健常者の場合,客観的水平位とのずれは平均で1.2°程度であり,2.5°を超える場合異常と判定できる.前庭神経炎などの一側性の急性高度末梢前庭機能障害症例では高頻度に正常範囲から逸脱している.この主観的水平位のずれは,時間の経過とともに正常化してゆく[70, 72].すなわち,前庭代償の過程が反映されるものと考えられる.したがって,SVHは,急性前庭機能障害時の卵形嚢障害の推定のみならず,前庭代償の過程の客観的指標の一つとして利用されることも期待される(**図49**).

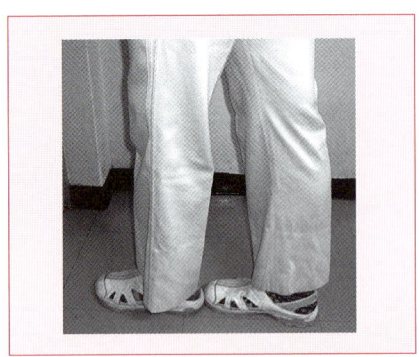

図50 マン検査の際の足の位置

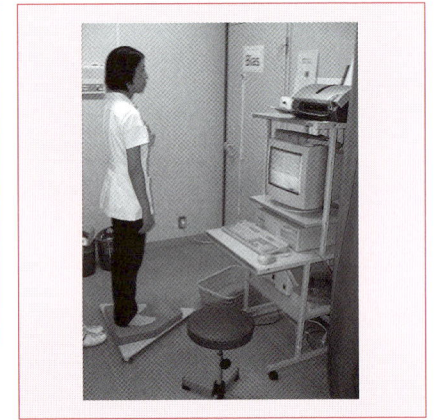

図51 ラバー負荷検査

b. 体平衡（四肢体幹）系検査

　体平衡系の検査には，直立検査（standing test），足踏み検査（stepping test），歩行検査（gait test），書字検査（vertical writing test），指示検査（past pointing test）などが含まれる．日常頻用される検査は，直立検査と足踏み検査である．

　直立検査には，両脚直立検査，マン（Mann）検査（図50），単脚直立検査があり，静的体平衡機能検査であり，身体の立ち直り現象の観点から体平衡をみる検査である．最初に述べたように，身体の平衡は，視覚，前庭迷路由来の平衡覚，固有感覚由来の情報を用いて維持されている．したがって，体平衡に障害がある場合，どの入力系に問題があるのかを明らかにするために，入力系のうちの1つないし2つからの入力を遮断ないし混乱させるための工夫が必要となってくる．視覚の遮断には通常閉眼が用いられる．上記の直立検査の際にも開眼と閉眼でそれぞれ検査を行う．また，固有感覚系を混乱させるために柔らかなマット上での直立を指示する場合もある（ラバー負荷検査）[73]（図51）．観察・記録法は，日常臨床においては，肉眼観察による定性的な検討が主となるが，定量的な検査法として一般化している方法として，直立検査に重心動揺計（stabilometer）を用いる方法がある［☞コラム3，図52, 53］．高齢者においては，直立時の重心動揺は，やや増大する傾向を認める．このほか，モーションキャプチャシステムによる解析も行われるが，一般的ではない．

　足踏み検査，歩行検査，書字検査，指示検査は，筋緊張不均衡に起因する偏

★コラム③ 重心動揺計

重心動揺計は，三角形もしくは四角形の台のそれぞれの隅の下に荷重検出計を備えた台で，台上に直立した被検者の身体重心の移動を各荷重検出計の負荷の変化としてとらえるものである[74]．すなわち，正確には足圧中心の移動を電気信号として出力するものである．この足圧中心の経時的移動を記録・表示する重心動揺図のほかに，外周面積，総軌跡長などの数値をコンピュータ解析により算出する．通常，開眼と閉眼の両条件で記録を行い，(閉眼時のデータ)/(開眼時のデータ)をロンベルグ率として算出する．ロンベルグ率が大きいことは，その被検者の静的体平衡の維持に対する視覚情報への依存度の高さを意味する．すなわち，固有感覚系や末梢前庭系の異常が示唆される．

倚の検出を主眼におく検査である．前二者は下肢の，後二者は上肢の検査である．足踏み検査は，遮眼で両上肢を掌を下にして前方に伸ばし，50歩ないし100歩足踏みをさせる．足踏み中の動揺，転倒を評価するとともに，足踏みが終了した時点での回転方向，回転角度，移行方向，移行角度，移行距離を測定記録する（図54）．50歩で45°異常偏倚する場合異常である．検査中に動揺

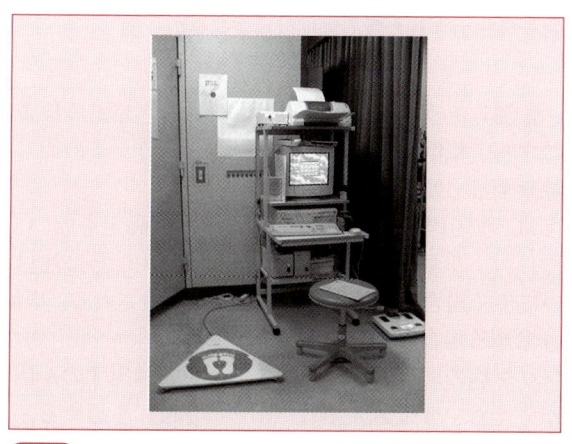

図52 重心動揺計

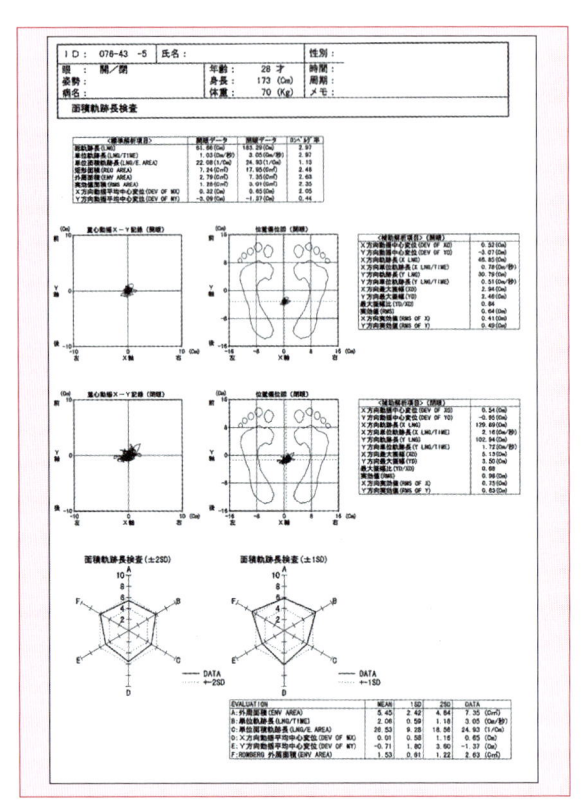

図53 出力された重心動揺計検査結果の一例

が大きい場合，転倒しそうになる場合も異常である．足踏み検査時には検者が被検者の背後に立ち，転倒に備える配慮が必要であり，この点は高齢者の検査の場合とくに留意する必要がある．

歩行に関しては，自由歩行時に，転倒しないか，両足を開いて歩かないか，足のあげ方・つけ方，歩幅，手の振り（arm swing）などに注目する．転倒したり両足を開いて歩く場合は，平衡障害の存在が示唆される．歩幅が狭くなり，手振りが不十分である場合には，パーキンソン（Parkinson）病などを考える．また，パーキンソン病の場合には，最初の一歩を踏み出すのが困難で，数秒から数十秒間足がすくむ，すくみ足歩行（frozen gait）を認める．一方の足のかかとと反対の足のつま先をつけるようにして歩く，継ぎ足歩行（tandem gait）

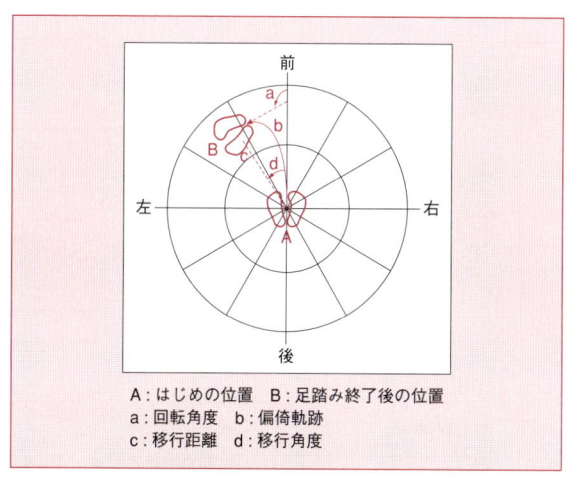

図54 足踏み検査の結果の記載法

（室伏利久：新図解耳鼻咽喉科検査法, p81, 金原出版, 東京, 2000）

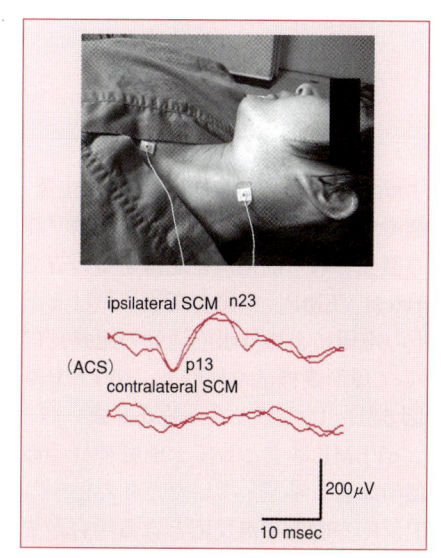

図55 cVEMP波形と電極の位置

cVEMPは刺激耳と同側の胸鎖乳突筋に優位に出現する反応である．

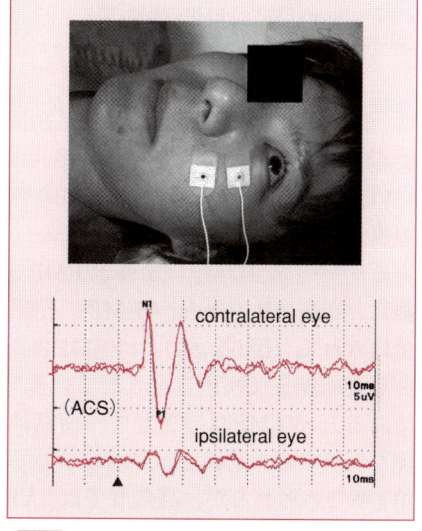

図56 oVEMP波形と電極の位置

oVEMPは刺激耳と対側の下眼瞼下に優位に出現する反応である．

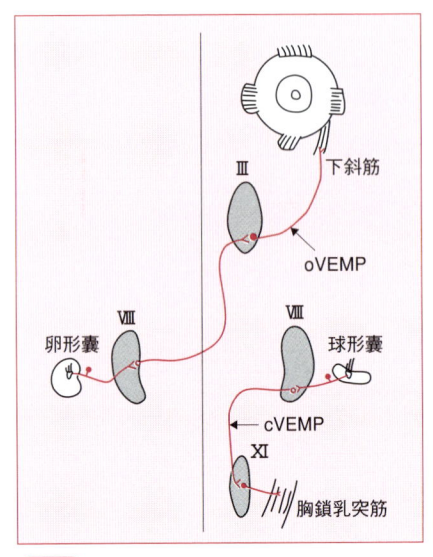

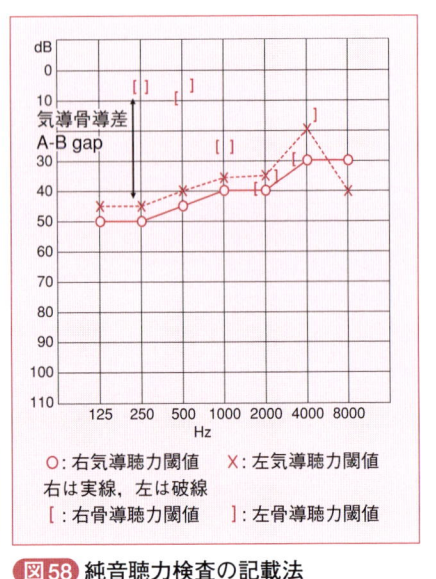

図57 現在考えられている
oVEMPとcVEMPの経路

(室伏利久：oVEMP, cVEMPの意義. 図2.
Clin Neuroscience 30：1069, 2012)

図58 純音聴力検査の記載法

は，運動失調がある場合拙劣となる．

c. 前庭誘発筋電位（vestibular evoked myogenic potential：VEMP）検査

　VEMP検査は，基本的には，気導音刺激や骨導音刺激を用いて，耳石器（球形嚢および卵形嚢）を刺激することにより誘発される筋電位を記録する検査である[21,54,75]．記録部位によりcVEMP（cervical VEMP，胸鎖乳突筋における記録）とoVEMP（ocular VEMP，下眼瞼下の電極による外眼筋活動の記録）に分けられる（**図55, 56**）．cVEMPは主として球形嚢機能を反映し，oVEMPは卵形嚢機能を反映するとされている[75]（**図57**）．したがって，前庭神経レベルでみるとcVEMPは主として下前庭神経，oVEMPは主として上前庭神経の機能を反映する．記録法の詳細については他の成書を参照していただきたい[21,54]．第4章でも触れるが，高齢者では，VEMP反応が両側で無反応となる場合が少なくない．高齢者，とくに70歳を超える被検者の場合，VEMPが両側とも無反応の場合，めまい平衡障害の症候との関連についての解釈には注意が必要である．この点については，第5章で触れる．

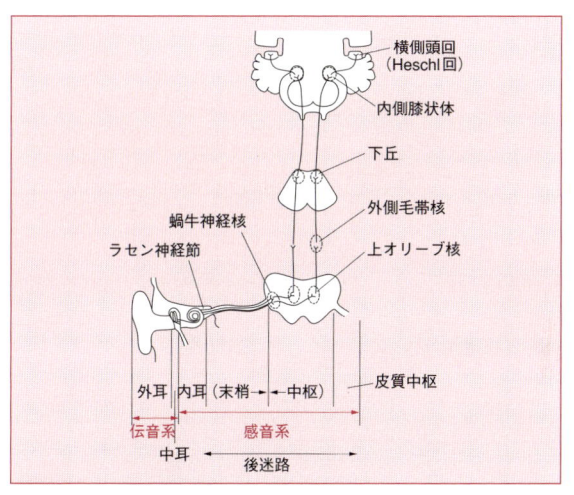

図59 聴覚伝導路
（室伏利久：図解耳鼻咽喉科，pp41-43，金芳堂，京都，2011）

◎ 3. 聴覚検査

　めまい・平衡障害の症例の聴覚検査として必須であるのは，純音聴力検査（pure tone audiometry）である．本検査では，難聴の有無と程度および感音難聴（sensorineural hearing loss）と伝音難聴（conductive hearing loss）の鑑別が可能である（**図58**）．通常，感音難聴は内耳あるいはより中枢の障害による難聴を，伝音難聴は，中耳あるいは外耳の障害による難聴を示唆する[76]（**図59**）．感音難聴は，さらに内耳性難聴と後迷路性難聴に区分されるが，この鑑別は純音聴力検査のみでは不可能である[77]．難聴はその聴力型の違いから，**図60**のように分類されている．加齢に伴う難聴（加齢性難聴，presbycusis）は，左右対称性に高音部から生じる．すなわち，**図60**の分類では，高音漸傾型感音難聴を呈することが多い．

　内耳障害と後迷路障害の鑑別には，耳音響放射（otoacoustic emission：OAE）検査（**図61**）および聴性脳幹反応（auditory brainstem response：ABR）検査（**図62**）が用いられる[78,79]．

　OAEは，外耳道に挿入したプローブで検出する内耳発信の音響現象で，蝸

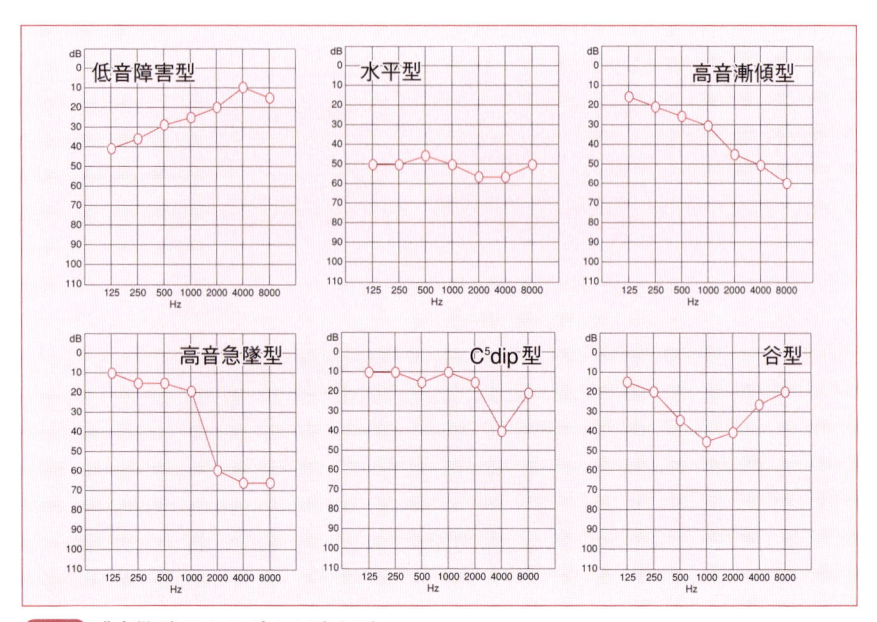

図60 感音難聴のさまざまな聴力型

骨導閾値は省略.
(室伏利久:図解耳鼻咽喉科, pp41-43, 金芳堂, 京都, 2011)

牛の外有毛細胞の機能を反映する.誘発耳音響放射(EOAE),自発耳音響放射(SOAE),歪成分耳音響放射(DPOAE)などがあるが,臨床的に最もよく用いられているのは,歪成分耳音響放射であり,誘発耳音響放射がこれに次ぐ.内耳障害の指標の一つであり,内耳性難聴では異常が認められることが多く,純粋な後迷路性難聴では正常反応が得られる(**図63, 64**).

一方のABR検査は,聴覚刺激で誘発される誘発電位であり,蝸牛神経から下丘レベルまでの聴覚伝導路の状態を反映する.正常反応では,音刺激開始より潜時の短いものからⅠ波～Ⅴ波の5つのピークがある(**図62**).臨床的には,Ⅰ波,Ⅲ波,Ⅴ波が重視されている.刺激音には80～85dBnHL程度のクリック音を用いて1000回程度平均加算する.ABR上,後迷路・脳幹障害を示唆する所見は,反応の後半成分の消失(Ⅱ波以降消失,Ⅲ波以降消失など),波間潜時延長(Ⅰ-Ⅲ波間潜時延長,Ⅰ-Ⅴ波間潜時延長など)である(**図65, 66**).OAEとは逆に,純粋な内耳性難聴ではABRは正常もしくは,難聴の程度に対

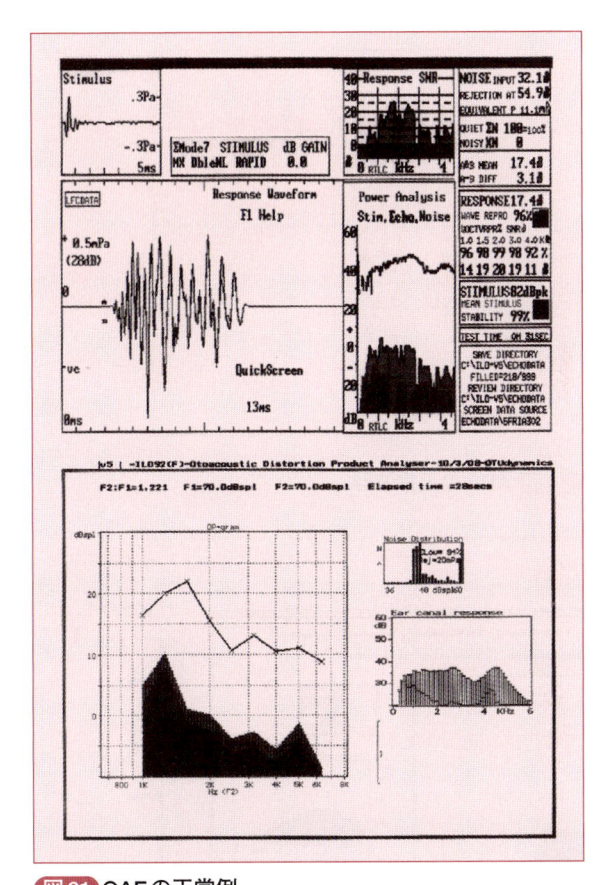

図61 OAEの正常例
上段はEOAE，下段はDPOAE.

応した前半成分の消失を認める（**図63**）．
　このほか，補聴器のフィッティングを考慮する場合には語音聴力検査（speech audiometry）が必要となる．通常，最高語音明瞭度を求める語音弁別検査として施行する．後迷路性難聴では，内耳性難聴と比較し，語音弁別能が低下する傾向があるとされる[80]．

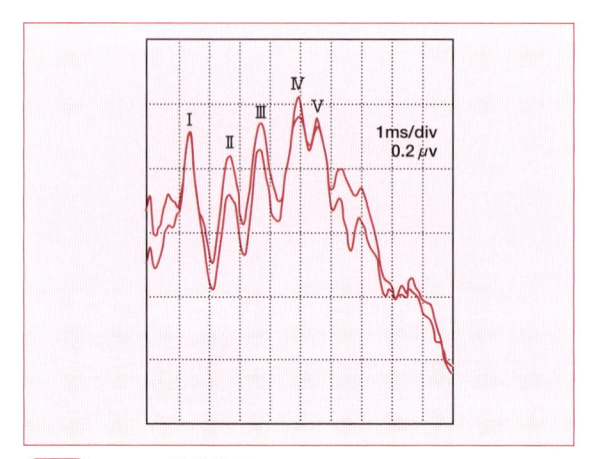

図62 ABRの正常波形

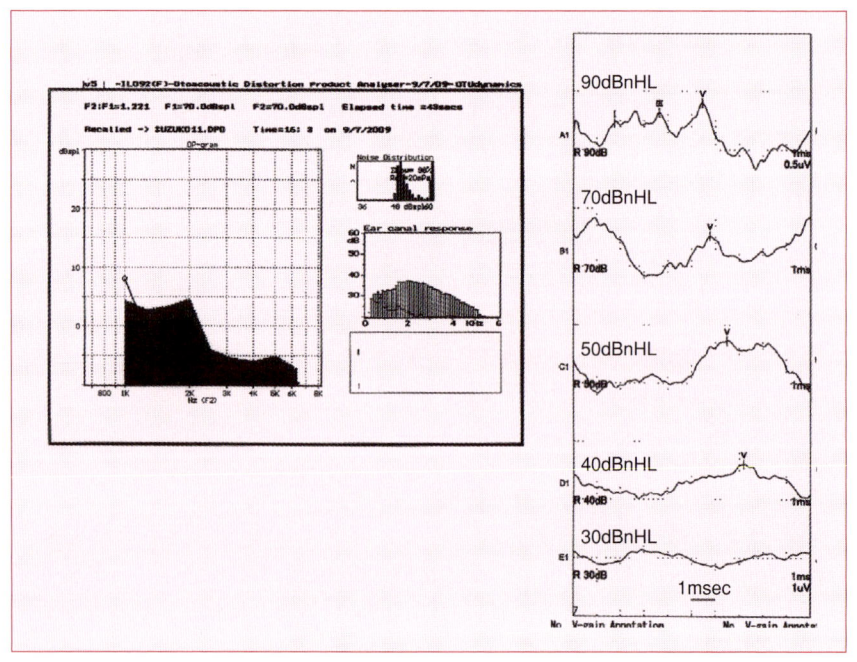

図63 内耳性難聴の場合のOAEとABRのパターン
OAEは反応が乏しいが，ABRは正常である．

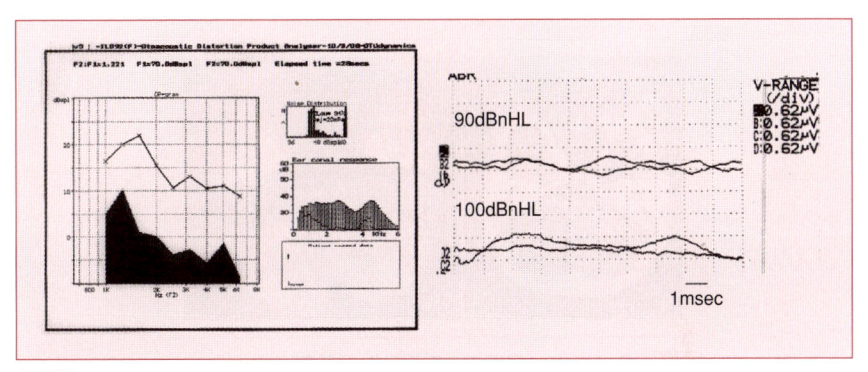

図64 後迷路性難聴の場合のOAEとABRのパターン
内耳性難聴の場合と逆にOAEは正常であるが，ABRの反応が異常（この場合は無反応）．

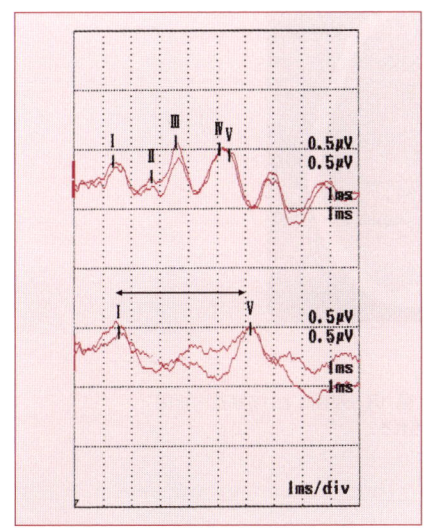

図65 後迷路障害を示唆するABR異常（1）
波間潜時（I-V波間潜時）の延長を認める（下段）．

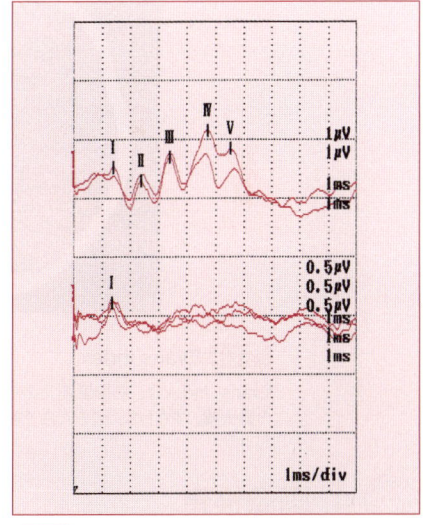

図66 後迷路障害を示唆するABR異常（2）
波形の後半成分（II波以降）の消失を認める（下段）．

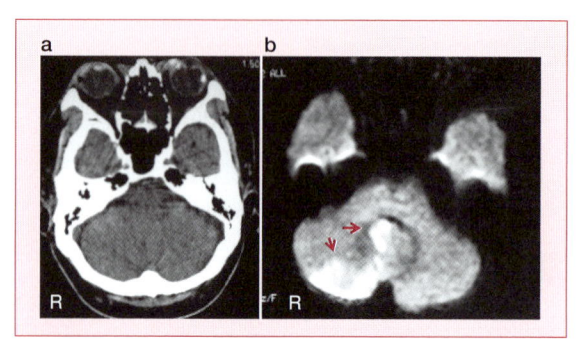

図67 急性めまい症例のCTとMRIの比較

救急搬送された際に撮影した単純CT（a）では異常を認めないが，入院直後に撮影したMRI（拡散強調画像）（b）では，小脳梗塞（矢印）を認めた．

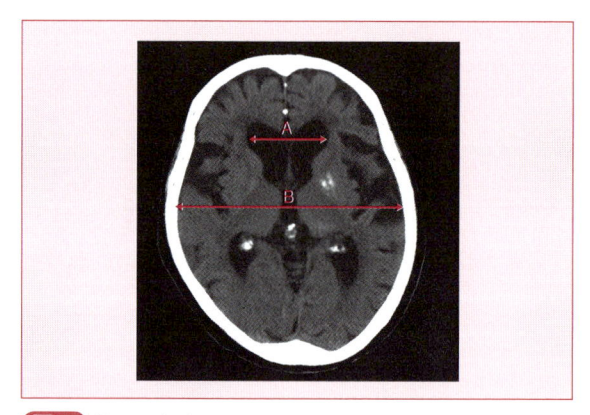

図68 Evans index

Evans Indexは，側脳室前角の最大幅/同一平面における頭蓋内板間の最大幅，すなわち，図のA/Bで求められる．

4. 画像検査

　画像検査として通常施行するものは，CT，MRI/MRA，頸部血管エコー検査である．造影なしの脳CTをスクリーニング検査の一環として施行することが多い．脳出血のスクリーニングには有効であるが，単純CTの診断上の感度は決して高くないことに留意すべきである（図67）．一方で，高齢者に認められる特発性正常圧水頭症（idiopathic normal pressure hydrocephalus：iNPH）は，

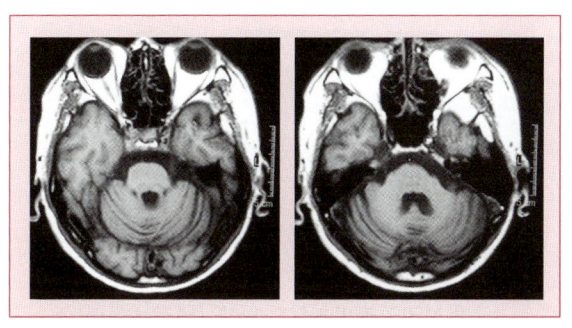

図69 平衡障害で受診した症例のMRI所見

小脳の明らかな萎縮を認める．

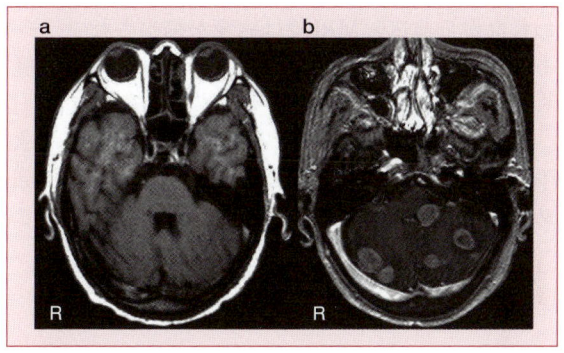

図70 肺がんの脳転移のため平衡障害をきたした症例のMRI所見

非造影MRI（a）では病変は明らかではないが，造影MRI（b）で多発脳転移が明らかとなった．
（前田恵理 ほか：急激に平衡の悪化をきたした肺小細胞癌の1例．耳喉頭頸 79：907-910, 2007）

単純CTでも情報が得られる[81]（図68）．脳室拡大の指標にEvans indexが用いられる．Evans indexが0.3以上の場合に水頭症を疑う．CTでは出血や大腫瘍のみならず，脳萎縮や脳室拡大についても注意する必要がある．

　今日，脳の画像検査の中心はMRI/MRAである．MRIの場合も，CTの場合と同様に腫瘍や梗塞・出血のみならず脳萎縮についても注意する必要がある（図69）．急性のめまいで脳梗塞を疑う場合には，拡散強調画像の撮像が有効である（図67）．また，腫瘍性病変が疑われるにもかかわらず非造影MRIでは

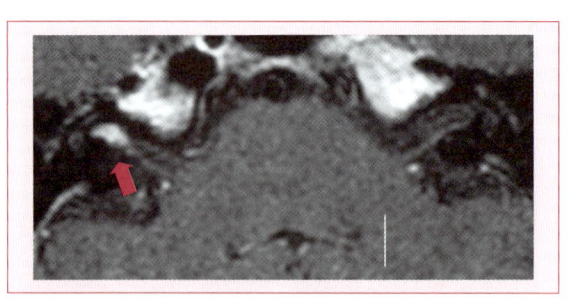

図71 造影MRIで描出された小AT(聴神経腫瘍)
図中の赤矢印は腫瘍を,白線は1cmを表す.

病変が同定できない場合には,造影MRIが必要である.**図70**に悪性腫瘍の脳転移が強く疑われながら非造影MRIでは病変が描出されず,造影MRIで画像診断が可能であった67歳の男性のMRIを示す[82].また聴神経腫瘍などの良性腫瘍の場合にも小腫瘍の場合,造影が必要である場合もある(**図71**).なお,高齢者の場合,ペースメーカー装着のないことを確認することも重要である.

MRAでは身体平衡の維持に関係の深い椎骨脳底動脈系(vertebrobasilar system)をはじめ,頭蓋内の動脈の低侵襲による評価が可能である(**図72**).

★コラム 4　椎骨脳底動脈系

　脳への血液の供給は,左右の内頸動脈と左右の椎骨動脈の4本の動脈によってなされている.内頸動脈系は大脳への血流を担当する.一方の椎骨動脈は合流して脳底動脈となるため,椎骨脳底動脈系と総称される[83].椎骨脳底動脈系は,主として後頭蓋窩への血流を担当する.身体平衡の維持にかかわりの大きい小脳や橋・延髄は椎骨脳底動脈系からの血液の供給を受ける.3つの小脳動脈のうち,後下小脳動脈(posterior inferior cerebellar artery : PICA)は椎骨動脈から,前下小脳動脈(anterior inferior cerebellar artery : AICA)と上小脳動脈(superior cerebellar artery : SCA)は脳底動脈から分枝する.なお,内頸動脈系と椎骨脳底動脈系は後交通動脈を介して連絡しウィリス(Willis)の動脈輪を形成し,これにより,脳循環の安定が保たれている.

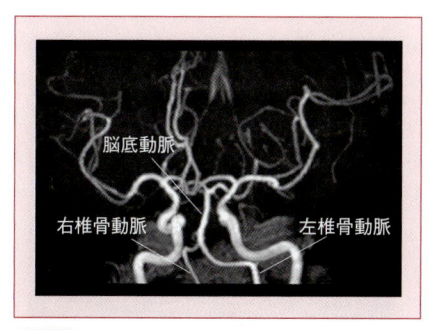

図72 正常MRA

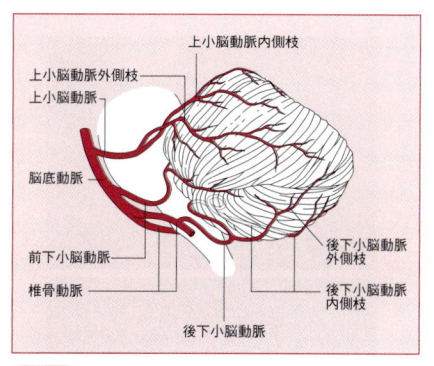

図73 椎骨脳底動脈系のシェーマ
(内藤　泰 ほか：脳循環障害．八木聰明 編，新図説耳鼻咽喉科・頭頸部外科講座，第1巻内耳，p217，メジカルビュー社，東京，2000)

[☞コラム4，図73]．第5章で述べる椎骨脳底動脈循環不全症（vertebrobasilar insufficiency：VBI）でもしばしば異常（蛇行，狭小化，途絶）を認める（図74）．MRAにおける血管の狭小化，断裂の所見は，血管造影検査で確認されうる解剖学的な狭小，断裂とは必ずしも一致しない[84]．血流速度の低下が認められる場合，MRA上は狭小化，断裂所見を呈する．したがって，解剖学的な狭小化・断裂ではなくとも，椎骨脳底動脈系のTIAであるVBIに対応する所見としてMRA異常は意義があるものと考えられる．MRAは被検者への侵襲がない点も通常の血管造影にまさる．

　超音波検査（エコー検査）は，侵襲が少なく，ベッドサイドでも施行できる．高齢者のめまい診療においては，頸部血管エコーが診療に用いられる．頸部血管超音波検査では，椎骨動脈系および頸動脈系の形態的評価と血流評価が可能である[85, 86]（図75）．Bモード法で血管径の測定，プラーク（plaque）の有無，内膜中膜複合体（IMC）肥厚の有無，動脈狭窄の程度の評価を行い（図76），ドップラー（Doppler）法にて血流を測定する（図77）．頸動脈系の狭窄は，直接，椎骨脳底動脈系の循環障害を示唆するものではないが，全般的な動脈硬化の存在を示唆する所見であり，また，失神様のめまいであれば，直接の関連も推定されうる．ドップラー波形は，椎骨動脈系の閉塞部位の推定にも有用である（図78）．椎骨脳底動脈循環不全によりめまいをきたしていると考えられる症例では，両側性に椎骨動脈の血流速度が低下している症例が少なくない[87]．

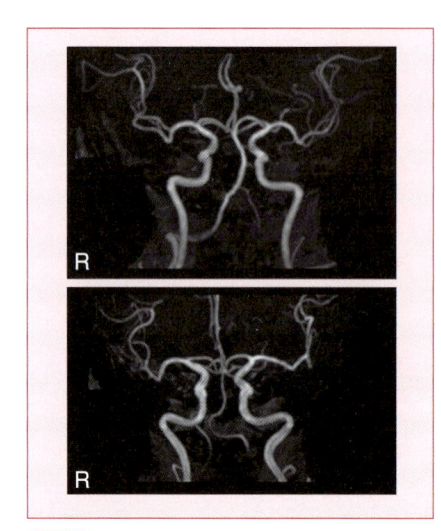

図74 MRAにおける椎骨脳底動脈系の異常像

上段は，左椎骨動脈の狭窄を，下段は，椎骨脳底動脈系全体の狭小化，蛇行を示唆する像である．

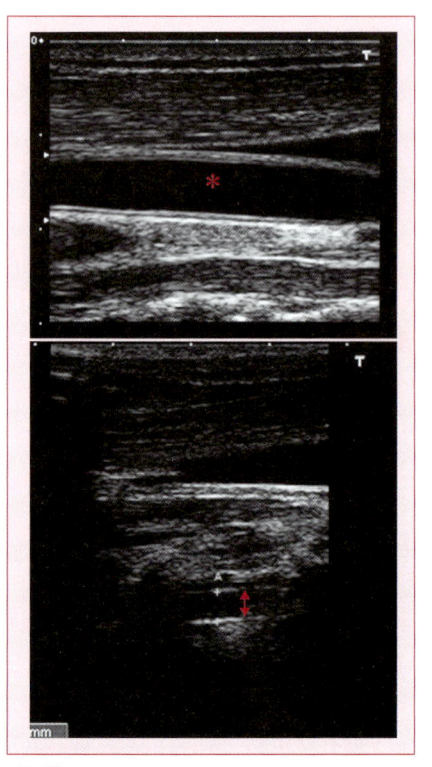

図75 頸部血管のエコー像（Bモード法）

上段は総頸動脈（＊），下段は椎骨動脈（矢印）の正常像である．

5. その他の検査

　その他の一般神経学的検査としては，脳神経系のチェックとして，瞳孔不同の有無のチェック，眼球運動に制限はないか，左右眼が共同運動しているかのチェック，顔面感覚とくに温痛覚の評価，構音障害の有無，また，下位脳神経のチェックとして，軟口蓋，舌の麻痺の有無のチェックが必要である．耳鼻咽喉科医であれば，声帯運動の麻痺の有無もチェックしたいところである．四肢の小脳症状についても調べておく．簡単な筋力，筋トーヌス，深部腱反射検査，四肢とくに下肢の振動覚，位置覚，触覚，痛覚の検査を加えることが望ましい．

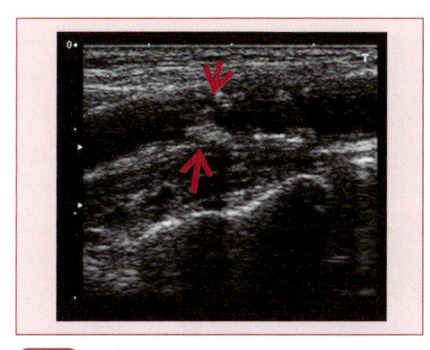

図76 頸動脈のプラークによる狭窄像
矢印の部位にプラーク（plaque）による狭窄を認める．

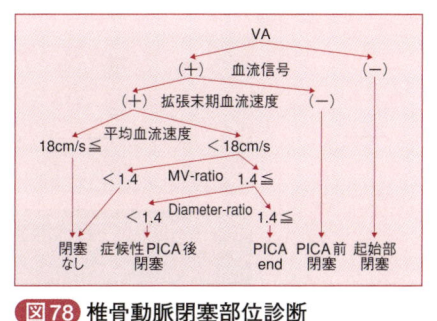

図78 椎骨動脈閉塞部位診断フローチャート
（斎藤こずえ ほか：超音波検査—椎骨脳底動脈系の超音波検査について—. Equilibrium Res 68：184-192, 2009）

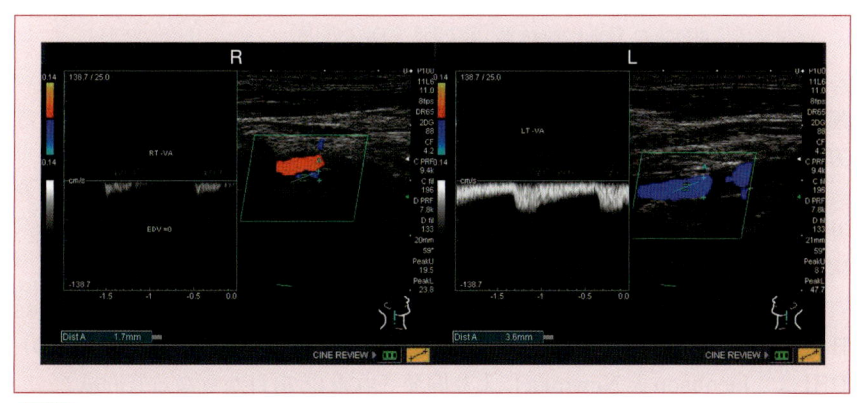

図77 ドップラー法による血流測定
この症例では，左椎骨動脈の血流は正常であるが，右側では，拡張末期血流速度がほぼ0となっている．

　振動覚の検査には通常音叉を用いた定性的あるいは半定量的な検査が行われる．通常，C^0128または，C^1256の比較的周波数の低い音叉を用いる．下肢であれば，足踝部の内側と外側に音叉をあて，振動を感じるかどうかたずね，感じる場合，感じなくなったら「はい」と答えるよう指示しておく．「はい」の返事が得られたならばただちに反対側の同部位に音叉を移して，振動を感じるかたずね，左右差を評価する．振動覚の消失あるいは高度低下および左右差の評価は比較的容易であるが，比較的軽微な両側振動覚低下の検知は必ずしも容

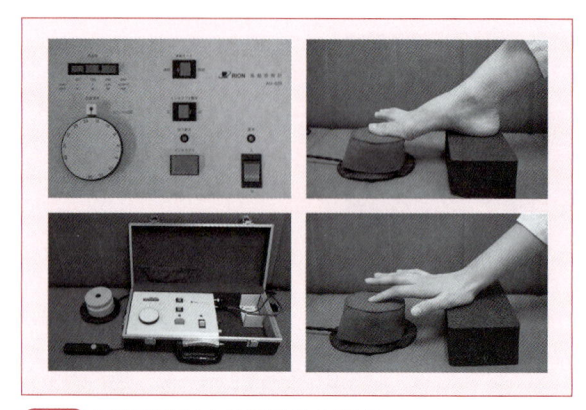

図79 振動覚計による振動覚の測定

(Ushio M et al.: Testing of vibratory thresholds as a clinical examination for patients with unsteadiness due to somatosensory disorders. Gait Posture 28 : 552-558, 2008より引用)

易ではない．このため，振動覚検査装置（図79）を用いて定量的に評価する方法も考案されている[88]．

血液の検査としては，貧血のチェックの血算，コレステロール，トリグリセリドなどの脂質系検査，血糖値，ヘモグロビンA1cなどの耐糖能に関する検査，腎機能・電解質の検査は実施しておくことが望ましい．

めまい全般に関する日常生活上の障害の程度の評価には，Dizziness Handicap Inventory（DHI）を日本語訳した質問紙を用いている[89]（図80）．DHIは，JacobsonとNewmanにより開発された25項目からなる質問紙[90]で，めまいによる日常生活上の障害度をphysical，emotional，functionalの3つのカテゴリーに分けて評価するものであり，多くのめまい症例において施行できる．DHIの総得点（満点は100点）により，0～30点を軽症，31～60点を中等症，61～100点を重症とする[91]．DHIは初診時における日常生活上の障害の程度の評価に利用できるとともに，全般的な治療効果の判定にも利用できる．心理的要因が強いと考えられる場合，POMS（profile of mood states）などの心理検査を追加する．POMSは，McNairらによって開発された心理検査で，6つの感情尺度（T-A：緊張−不安，D：抑うつ感，A-H：不機嫌−いらいら，V：活力・活気，F：意欲減退・疲労感，C：当惑−思考力の低下）を評価できる[92,93]．POMSには短縮版もある．このほかにも，SDS（self-rating depression score）

図80 DHI日本語版

[増田圭奈子 ほか：めまいの問診票（和訳 Dizziness Handicap Inventory）の有用性の検討. Equilibrium Res 63：555-563, 2004]

Dizziness Handicap Inventory（Jacobson 1990）		記載日　　年　　月　　日	
お名前　　　　　　　　カルテ番号			

この調査の目的は、あなたがめまいによって，日常生活上どのような支障をきたしているのかを知ることにあります．
それぞれの質問に「はい」「時々」「いいえ」のどれにあたるか○をしてください．

1	上を向くと，めまいは悪化しますか？	はい　時々　いいえ	P
2	めまいのために，ストレスを感じますか？	はい　時々　いいえ	E
3	めまいのために，出張や旅行などの遠出が制限されていますか？	はい　時々　いいえ	F
4	スーパーマーケットなどの陳列棚の間を歩く時に，めまいが増強しますか？	はい　時々　いいえ	P
5	めまいのために，寝たり起きたりする動作に支障をきたしますか？	はい　時々　いいえ	F
6	めまいのために，映画，外食，パーティーなど外出することを制限していますか？	はい　時々　いいえ	F
7	めまいのために，本や新聞を読むのが難しいですか？	はい　時々　いいえ	F
8	スポーツ，ダンス，掃除や皿を片付けるような家事などの動作でめまいが増強されますか？	はい　時々　いいえ	P
9	めまいのために，1人で外出するのが怖いですか？	はい　時々　いいえ	E
10	めまいのために，人前に出るのが嫌ですか？	はい　時々　いいえ	E
11	頭をすばやく動かすと，めまいが増強しますか？	はい　時々　いいえ	P
12	めまいのために，高い所へは行かないようにしていますか？	はい　時々　いいえ	F
13	寝返りをすると，めまいが増強しますか？	はい　時々　いいえ	P
14	めまいのために，激しい家事や庭掃除などをすることが困難ですか？	はい　時々　いいえ	F
15	めまいのために，周囲から自分が酔っているように思われているのではないかと心配ですか？	はい　時々　いいえ	E
16	めまいのために，1人で散歩に行くことが困難ですか？	はい　時々　いいえ	F
17	歩道を歩くときに，めまいは増強しますか？	はい　時々　いいえ	P
18	めまいのために，集中力が妨げられていますか？	はい　時々　いいえ	E
19	めまいのために，夜暗いときには，自分の家の周囲でも歩くことが困難ですか？	はい　時々　いいえ	F
20	めまいのために，家に1人でいることが怖いですか？	はい　時々　いいえ	E
21	めまいのために，自分がハンディキャップ（障害）を背負っていると感じますか？	はい　時々　いいえ	E
22	めまいのために，家族や友人との関係にストレスが生じていますか？	はい　時々　いいえ	E
23	めまいのために，気分が落ち込みがちになりますか？	はい　時々　いいえ	E
24	めまいのために，あなたの仕事や家事における責任感が損なわれていますか？	はい　時々　いいえ	F
25	身体をかがめると，めまいが増強しますか？	はい　時々　いいえ	P

P：physical（7項目），E：emotional（9項目），F：functional（9項目）
「はい」を4点，「時々」を2点，「いいえ」を0点で採点した．

やMAS（manifest anxiety scale）などの心理検査があり，前者は抑うつの，後者は不安の状態の評価に利用される．高齢者の場合には，細かい字が読みづらいこともあり，多くの問診票の記入をお願いすることは難しい．また，付き添

いの家族に読み上げてもらって記入する場合もしばしばみられ，問診票の結果が実際の状況を正しく反映しているのか疑わしい場合もある．このため，問診票は，通常DHIにとどめている．

6. プライマリケアとしてどこまで診るか

　本章では基本的な診察から比較的専門的な検査まで概観してきた．プライマリケアの段階でどこまで診療を施行するべきであろうか．まず，必須なのは問診．「めまい」が回転性あるいは浮動性めまいや平衡障害なのか，失神感や眼前暗黒感なのかを明らかにする．前者の場合は，平衡覚の障害そのものである可能性が高い．回転性めまい発作の場合はめまい専門医の診療が必要である．浮動性めまい，平衡障害で直立検査や足踏み検査で異常がなければ，経過観察でもよいが，異常があればやはり，めまい専門医の診察が必要である．失神感や眼前暗黒感の場合は，循環器障害などの内科的疾患の可能性が高く，血圧，心電図，血液の所見に従って，必要に応じて，個々の分野の専門医に依頼することがよいと思われる．

第4章
身体の平衡の維持にかかわる部位の老化とその影響

　本章では，第2章でみた平衡の維持にかかわる身体の諸器官に起こる加齢に伴う変化についてみてゆく．

1. 前庭系

　内耳における加齢性変化に関しては，聴覚の受容器である蝸牛における変化はよく知られている[94]．加齢に伴い「耳が遠くなる」ことも一般的に周知の事実である．同様の加齢に伴う変化は平衡系の受容器である前庭迷路にも生じている．Merchantらの研究では，半規管の有毛細胞も耳石器の有毛細胞もともに加齢に伴う減少を認めた[95]（図81）．減少の程度は，半規管と耳石器の比較では，半規管系により強く，Ⅰ型細胞とⅡ型細胞では，Ⅰ型細胞で強かった．Rauchらは，回転検査における眼振減衰の時定数すなわち，角加速度刺激が消失した後の眼振緩徐相速度の減衰のスピードが，半規管のⅡ型有毛細胞の減少の仕方と相関がある可能性を指摘している[96]．Agrawalらの head impulse test に関連した半規管機能の評価でも，高齢者では半規管機能が減弱していることが認められる[97]．この傾向は70歳以上で顕著である．一方，Mallinsonらによる温度刺激眼振に対する加齢の影響に関する研究では加齢によっても温度眼振の最大緩徐相速度には，あまり強い加齢の影響はないようである[98]．温度刺激自体があまり強い刺激ではないので，加齢の影響を反映しにくいのかもしれない．

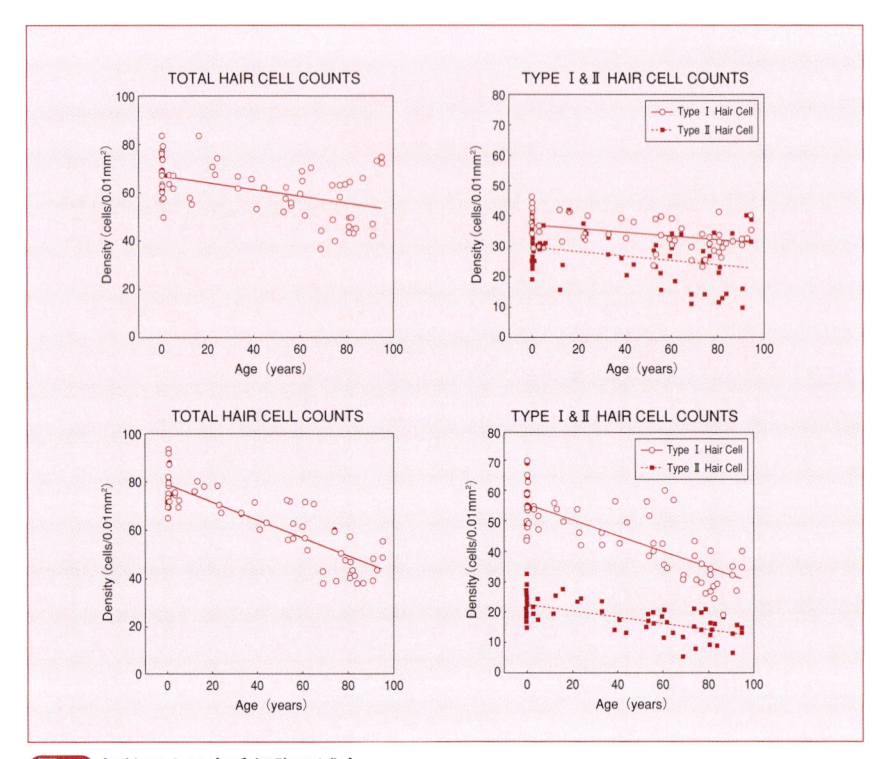

図81 加齢による有毛細胞の減少
上左：卵形嚢の有毛細胞数の加齢に伴う変化，上右：上左の結果をtypeⅠ細胞とtypeⅡ細胞に細分
下左：外側半規管の有毛細胞数の加齢に伴う変化，下右：下左の結果をtypeⅠ細胞とtypeⅡ細胞に細分
（Merchant SN et al.: Temporal bone studies of the human peripheral vestibular system. Normative vestibular hair cell data. Ann Otol Rhinol Laryngol Suppl 181：3-13, 2000より引用）

　耳石器の加齢に伴う変化として，有毛細胞の減少に加えて，耳石自体の変性も生じている可能性が報告されている[99]．耳石器系の機能検査として第3章で紹介したVEMPに関しても，加齢に伴う変化が報告されている．図82にあるように，cVEMP，oVEMPともに年齢が高くなるにつれて，振幅が減少する傾向を認める[100]．WelgampolaとColebatchも述べているが，VEMPには，加齢の影響が現れやすい[101]．われわれの経験でも70歳以上の被検者では両側で反応が不明瞭であるという場合が少なくない．高齢者におけるVEMP反応の減弱という事実は，音刺激に反応する前庭神経ニューロンの主体であるⅠ型有毛

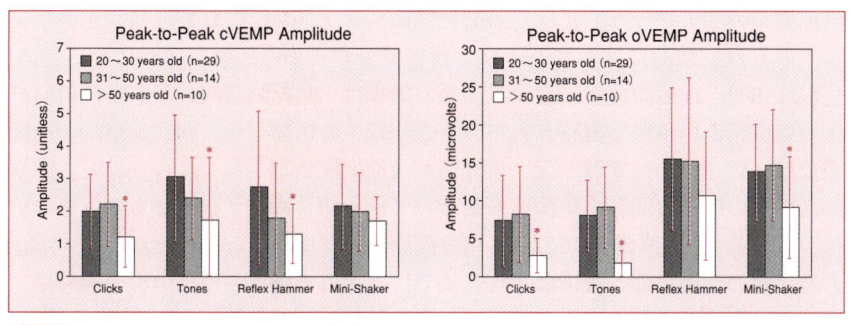

図82 加齢によるVEMP振幅の変化

クリック，トーンバースト，腱反射用ハンマー，minishakerのいずれを用いた場合にも高年齢層の振幅が減少する傾向を認めた．左段の図がcVEMP，右段の図がoVEMPの結果．（＊：$p<0.05$ ANOVA）
(Agrawal Y, Zuniga MG et al.: Decline in semicircular canal and otolithfunction with age. Otol Neurotol 33：832-839, 2012より引用)

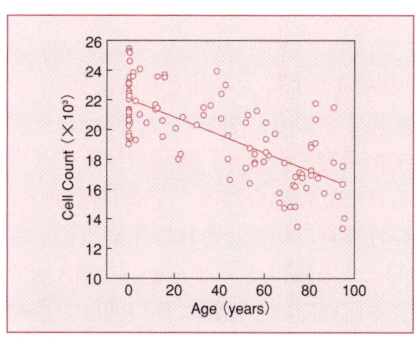

図83 前庭神経節細胞の加齢に伴う減少

(Velazquez-Villasenor L et al.: Themporal bone studies of the human peripheral vestibular system. Normative Scarpa's ganglion cell data. Ann Otol Rhinlo Laryngol Suppl 181：14-19, 2000より引用)

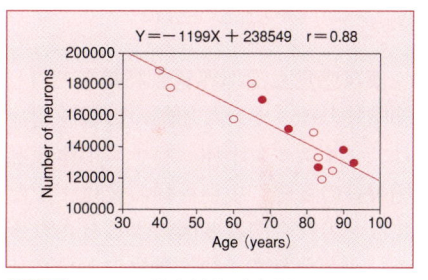

図84 ヒトの前庭神経内側核のニューロン数と年齢の関係

○は男性，●は女性を表す．
(Tang Y et al.: Age-related change of the neuronal number in the human medial vestibular nucleus: a stereological investigation. J Vestib Res 11：357-363, 2001/2002より引用)

細胞が，Ⅱ型有毛細胞より加齢の影響により減少する傾向が強いとするこれまでの報告と矛盾しない[95, 96]．高齢者におけるVEMPの両側性無反応を「病的な所見」と考えるか，「生理的な加齢に伴う現象」と考えるか検討しなければならない．これは，「加齢性平衡障害」という概念の本質にかかわるポイントとも考えられる．この点については，第5章であらためて述べたい．

前庭系の加齢に伴う変化は，前庭神経節ニューロンや前庭神経核ニューロンにもみられ，加齢に伴いニューロン数が減少することが報告されている[102, 103]（図83, 84）．前庭眼反射に対する加齢の影響は，回転刺激時の前庭眼反射の時定数の変化という形で観察されていることは，先に述べた．回転刺激時の前庭眼反射（VOR）の時定数とは，すなわち角加速度刺激がなくなったあと，回転刺激由来の眼振（回転中眼振）が減衰してゆく速さを表す指標であり，その値は，末梢前庭機能や中枢における積分機構の影響を受ける．したがって，VORの時定数の加齢に伴う低下は，ここまでに述べた末梢ならびに中枢の前庭系ニューロン全般の加齢性変化を反映したものとも考えられる．

これらの結果は，加齢に伴い，前庭眼反射も前庭脊髄反射もその機能が徐々に低下してゆくこと，また，その傾向は，70歳をすぎてからより顕著になることを示しているといえる．

2. 体性感覚系

表在感覚も深部感覚も高齢者では，その閾値が上昇するとされる[104~107]．深部感覚のほうがより加齢の影響を受けやすいとされる．加齢による閾値の上昇は，マイスネル小体，パチニ小体などの末梢受容器の変性，減少に加えて，末梢神経の変化，中枢神経の変化，また，表在知覚の場合には，皮膚の弾力の変化などの複合的な要因によるとされる．体性感覚の中で，身体の平衡維持にも深いかかわりをもつ振動覚においても加齢による閾値上昇は大きい．第3章で紹介した振動覚検査を用いたUshioらによる研究では，加齢に伴い四肢の振動覚閾値は上昇するが，この傾向は下肢において強く，また，高齢者の下肢の振動覚閾値の上昇は，平衡障害の自覚と関連を有しているものと考えられる[88]（図85）．また，高齢者では，定量的な直立検査である重心動揺計検査の各種のパラメータにおいて，より若い年齢層と比較して重心動揺のさまざまなパラメータが大きくなる傾向を認めることには，前庭系とともに体性感覚系の加齢に伴う変化が影響しているものと考えられる．

3. 視覚系と眼球運動

視覚系への加齢の影響に関しては，水晶体の硬化に伴う調節力の低下が，老視（老眼，presbyopia）としてよく知られている．調整力の障害は40歳代から

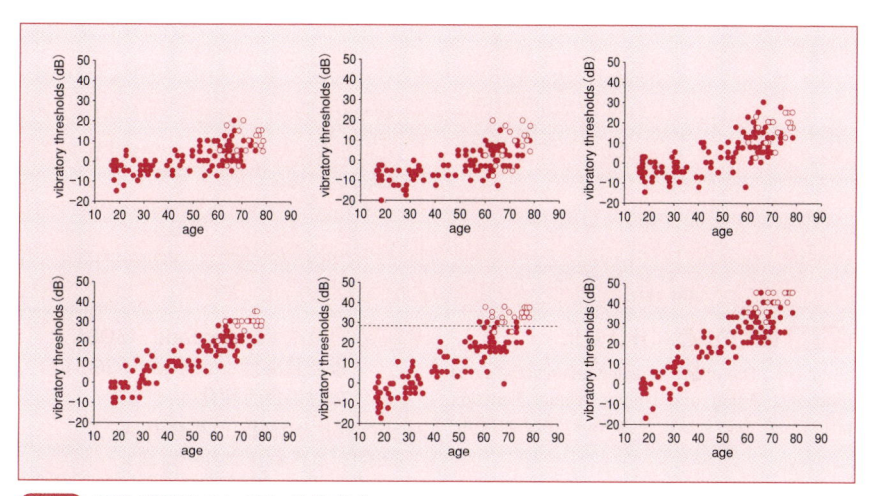

図85 振動覚閾値の加齢に伴う変化

上段は手掌，下段は足底の閾値を表す．振動刺激の周波数は左から63Hz，125Hz，250Hzであった．●は健常者，○は臨床的に体性感覚障害による平衡障害と診断された症例．下段中央のグラフの点線は，体性感覚障害による平衡障害と診断するためのカットオフライン（28dB，足底125Hz）．
(Ushio M et al.: Testing of vibratory thresholds as a clinical examination for patients with unsteadiness due to somatosensory disorders. Gait Posture 28 : 552-558, 2008より引用)

始まる．そのほかにもさまざまな視覚系への加齢の影響がみられる[107]．視力自体，40歳代までは比較的よく保たれるが，50歳代以降低下する（図86）．瞳孔径は加齢とともに縮瞳傾向となる．加齢により光覚も低下する．光覚の低下は，縮瞳傾向をとることによる入射光の減少，加齢に伴い増加する疾患である白内障の影響，網膜の加齢性変化による神経細胞の減少が影響している．したがって，高齢者では，暗い所ではいっそうみえにくくなる．色覚も同様の理由で低下するが，青黄の感度が加齢性に低下しやすい．

加齢に伴う眼疾患として代表的なものに白内障（cataract），緑内障（glaucoma），加齢黄斑変性（age-related macular degeneration）がある[108]．白内障は，水晶体の混濁によって視力障害をきたす疾患であり，緑内障は，眼圧に関連した疾患であり，眼圧を降下させることにより症状の改善を認める．加齢黄斑変性とは，年齢を重ねるとともに網膜色素上皮の下に老廃物が蓄積し，そのため直接あるいは間接的に黄斑部が障害される疾患である．加齢黄斑変性には大きく分けると萎縮型と滲出型の2種類がある[109]．萎縮型は網膜色素上皮が徐々に

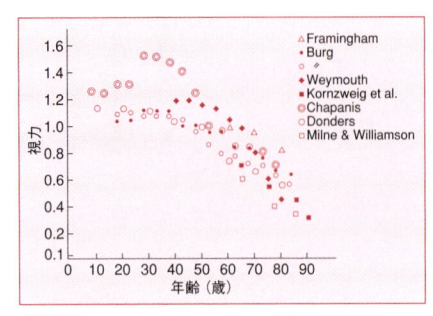

図86 視力の加齢に伴う変化

（Pitts DG : The effects of aging on selected visual functions. Aging and Human Visual Function, pp131-159, Alan R Liss, New York, 1982より引用）

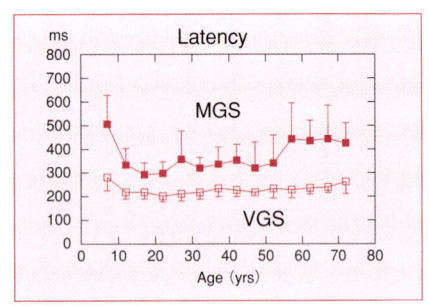

図87 記憶誘導性saccade（MGS）と視覚誘導性saccade（VGS）の加齢に伴う変化

MGSのほうがより加齢による影響が大きい．
（福田秀樹：眼球運動の加齢変化．図3．
Clin Neuroscience 28 : 44, 2010）

萎縮していき，網膜が障害され視力が徐々に低下していくものであり，滲出型は異常な血管（脈絡膜新生血管）が脈絡膜から網膜色素上皮の下あるいは網膜と網膜色素上皮の間に侵入して網膜が障害される疾患である．

　視機能のみならず，眼球運動にも加齢による影響がみられる．急速眼球運動であるsaccadeに関して，saccadeの誘導法として，記憶誘導性saccade（memory guided saccade : MGS）という手法を用いると加齢の影響が大きいことが明らかになっている[110]．この方法は，通常の視標をランダムに点灯し，視標を順次注視させる方法と異なり，視標（予告刺激）が消えてから，この予告刺激がなされた点へと注視点を移すよう求める方法である．MGSでは，50歳代後半から潜時の延長が認められる（図87）．また，滑動性（追跡）眼球運動（pursuit）に関しても，その初期に駆動される眼球加速度が，加齢に伴い低下するという報告がある[111]．

　こうした視機能および眼球運動機能の低下も外界からの情報の減少あるいは遅れを生じ，平衡障害の増悪につながる．

4. 中枢神経系

　マクロスコピックにみると，脳は加齢に伴って質量が減少してゆく（図88）．最も減少が顕著であるのは大脳で，これに小脳，脳幹が続く[112]．

より詳細にみると加齢に伴う変化は，脳の血管の変化と脳実質の変化に分類できる．脳血管の変化には，脳の動脈硬化と脳血管へのアミロイド沈着によるアミロイドアンギオパチー（amyloid angiopathy）がある．脳実質の変化を**表7**に示す．それぞれの変化についての詳述は避けるが，30歳頃から神経細胞は減り始め，50歳頃からは1日20万個ずつ減ってゆくともいわれている[113]．
　こうした中枢神経系の加齢に伴う変化は，さまざまな局面でその機能低下に関連するであろう．身体の平衡を維持し，転倒を回避するためには，重心の移動が復元可能なうちに反応する必要がある．健常成人では，予測できなかった外乱に対し70〜100msecで足の筋に反応が現れる（長潜時反応）．この反応は中枢神経系を経由する反射であるが，高齢者ではこの潜時が延長する[114]．すなわち，高齢者では，外乱による身体平衡の乱れを立て直すことが間に合わず転倒するリスクが増すことになる．また，姿勢の保持には，足関節法（ankle strategy），腰関節法（hip strategy），踏み出し法（stepping strategy）（**図89**）を使い分けるが[115]，高齢者の場合には，その選択が不適切あるいは遅延することによって転倒してしまう可能性も考えられる．
　また，第2章で紹介した前庭代償が，高齢者では遅れる傾向がある．その遅れには，転倒に対する恐怖感などの心理的問題や，全身的な体力の低下によって運動が促進されないといった要因もあるが，同時に，加齢に伴う脳の可塑性（plasticity）の低下も影響しているものと考えられる．第2章で触れたように，前庭代償には，障害側と同側前庭小脳（小脳片葉，IX葉，X葉）を介した対側前庭神経核ニューロン活動の抑制の増強による部分が大きい．こうした出力のゲイン（gain）の調節は，神経系の可塑性により達成されるものであるが，老化により，小脳シナプスの可塑性が低下すること，その低下には，酸化ストレスが関与していることが明らかになってきた[116]．
　このように，加齢に伴う中枢神経系の機能低下，すなわち，認知・判断力および可塑性の低下によって，めまい・平衡障害が助長される可能性は高い．また，脳の血管性病変に起因するさまざまな脳血管障害もめまい・平衡障害の原因となる．高齢者の脳血管障害によるめまいについては第5章で述べる．

5. 運動器系

　筋肉，骨，関節などの運動器も当然ながら加齢の影響を受ける．骨格筋の最大随意収縮力は若年者と比較して，膝伸展で20％減少，肘屈曲で33％減少す

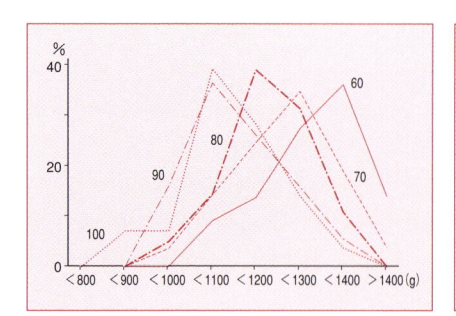

図88 脳重の推移（60〜100歳代）

縦軸は，各階級に属する例数のその年代の例数全体に占める割合（％）．
（水谷俊雄：形態的にみた神経系の老化．脳—マクロの面から．図1. Clin Neuroscience 11：957, 1993）

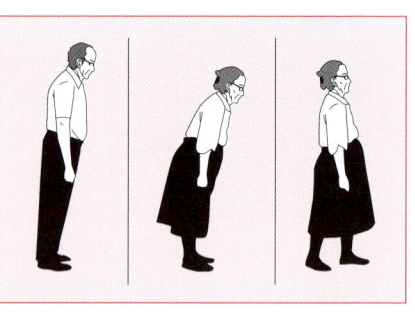

図89 主要な3つの前後のゆれに対する姿勢保持法（movement strategy）

左から，踵関節法（ankle strategy），腰関節法（hip strategy），踏み出し法（stepping strategy）
（Horak FB et al.: Components of postural dyscontrol in the elederly: a review. Neurobiol Aging 10：727-738, 1989より引用）

表7 脳の老人性変化

1. 神経細胞の萎縮，減少	9. 脳アミロイド沈着（老人斑）
2. 神経細胞内リポフスチン沈着	10. 脳アミロイドアンギオパチー
3. アミロイド小体	11. 神経原線維変化
4. スフェロイド	12. ニューロピルスレッド
5. Marinesco小体	13. Lewy小体
6. トルペドー	14. Lafora小体
7. 顆粒空胞変性	15. Pick小体
8. 平野小体	

（小阪憲司：形態的にみた神経系の老化．脳—ミクロの面から．表2. Clin Neuroscience 11：961, 1993）

る．組織学的にも筋力低下に対応する変化がみられるが，この変化は上肢と比較した場合，下肢筋において著しい傾向がある[117]．また，加齢による筋線維数の減少，筋線維径の縮小は，速筋線維であるtypeⅡ線維において，遅筋線維であるtypeⅠ線維より強い[118]．加齢に伴う筋肉量の減少を示す用語にサルコペニア（sarcopenia）がある．この用語は，Rosenbergにより提唱された概念であるが，ギリシア語で「肉」を意味する"sarco"と「喪失」を意味する"penia"から作られた造語である[119]．若年者の筋量の平均値－2SD以下をサルコペニアとした場合，65〜70歳の13〜24％，80歳以上の50％以上がサル

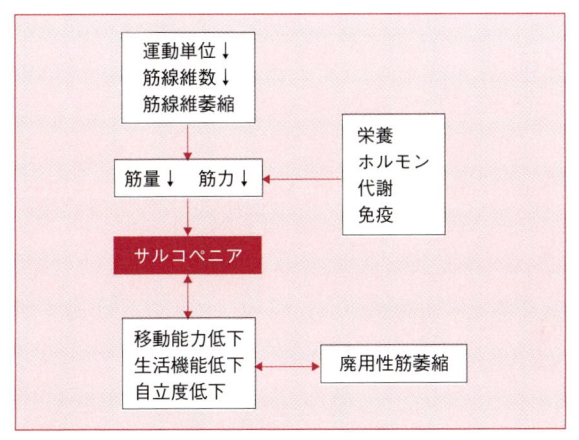

図90 サルコペニアに関与する因子
（新藤恵一郎：筋肉のアンチエイジングとリハビリテーション．MB Med Reha 124：21-25, 2010. Doherty TJ：Invited review：Aging and sarcopenia. J Appl Physiol 95：1717-1727, 2003より改変引用）

コペニアであるとされる[120]．サルコペニアには**図90**に示すようなさまざまな因子が関与している．

　骨は，加齢に従い，骨量が減少し，骨構造が変化し，骨基質の材質特性が低下してゆく．こうした変化は骨強度の低下をきたすが，その病的に進行したものが骨粗鬆症である[121]．骨粗鬆症は骨折のリスクを高め，骨折は高齢者の日常生活を大きく制限することになる．

　関節においては，加齢により，関節軟骨の変性が生じる．関節軟骨は大部分が軟骨基質によって構成されている．関節軟骨の変性が進行し，変形性関節症となった場合，それに伴う関節痛や関節の動きの制限のため，日常の活動性が低下し，それがまた関節を動かすことを減少させ，さらに関節の動きを悪化させる．膝関節軟骨の体積は，成人においては，年齢とともに減少してゆくが，そのスピードは，年齢が高くなるにつれ増大する傾向が認められる．この傾向は，女性のほうが顕著である[122]．

　こうした運動器の加齢性変化も高齢者のふらつきの原因となりえ，また，他の原因によるめまい・平衡障害からの回復を阻害する要因となりうる．これらの点については第5章であらためて触れることにする．

第5章
高齢者のめまい・平衡障害
──加齢性平衡障害も含めて

　本章では，高齢者のめまい・平衡障害全般を概観し，その一般的な特徴を総論的に解説したうえで，高齢者に比較的多いめまい・平衡障害をきたす疾患および，関連する疾患概念について述べる．

◎ 1. 高齢者のめまい・平衡障害総論

　図91に筆者個人が一定期間に診察しためまい・平衡障害症例1146例の年齢別および性別のヒストグラムを示す．性別に関しては，全体では，男性438例に対し，女性708例と女性優位であり，この女性優位の傾向はほぼすべての年齢層で認められた．年齢に関しては，50歳代から患者数が増加し，男女とも70〜74歳のグループで最多となっている．すなわち，めまい・平衡障害という症候は，高齢者とくに高齢女性に多い傾向があることがわかる．
　図92には，この1146例の病変部位による分類を示している．筆者が耳鼻咽喉科医であることも手伝って末梢前庭に病変をもつと思われる症例が全体の55％を占めていた．末梢前庭性めまいでは，良性発作性頭位めまい症（benign paroxysmal positional vertigo：BPPV）が最多で，メニエール病（Meniere's disease：MD）がこれに次ぎ，第3位は，前庭神経炎であった．このほか，心因性めまい，中枢性めまい，体性感覚性めまいなども当然ながら認められた．なお，ここで用いている「めまい」は，平衡障害などを含む広義の

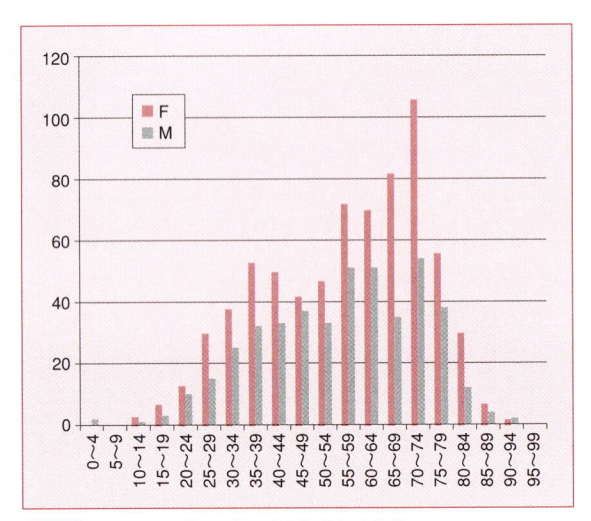

図91 めまい平衡障害の新患（自験例）
F：女性，M：男性

「めまい」であることをお断りしておく．

　では，これらの疾患のうち，高齢者に多い疾患にはどのようなものがあるだろうか．「高齢者に多い」ということばは，絶対数として高齢者に多いという意味の場合とその疾患に罹患した症例のうちで高齢者の比率が高いという意味の場合と2通りの見方ができる．図93に65歳以上の高齢者（422名）とそれよりやや若い45歳以上65歳未満（403名）の比較を示した．高齢者のめまいのうち，患者数が最も多いものはBPPVであった．ただし，BPPVは，65歳未満の群でも患者数が多く，必ずしも高齢者に特有の疾患とはいえない．MDは，高齢者よりもやや若い層により多く認められた．特発性両側末梢前庭機能低下症（idiopathic bilateral vestibulopathy：IBV）は，絶対数はさほど多くはないが，高齢者の比率が高い．同様の傾向は，椎骨脳底動脈循環不全症（vertebrobasilar insufficiency：VBI）や下肢体性感覚（振動覚）障害の場合にも認められる．

　しかし，注意しておくべきことは，ここで示した診断は，複数の要因が関与している場合，最も関与の程度が強いと考えられる要因による「めまい」として分類してあるということである．経験的には，高齢者のめまい・平衡障害の場合，より若い年齢層の場合と比較して，より多因子的である．たとえば，特発性両側末梢前庭機能低下症と診断された症例においても，加齢に起因する振

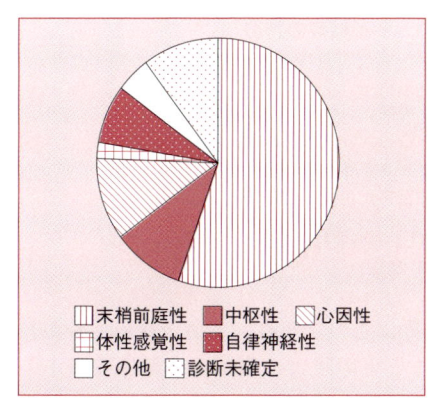

図92 めまい平衡障害症例の病巣別分類（自験例）

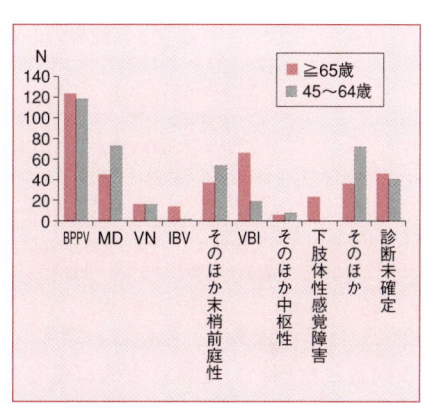

凡例：末梢前庭性／中枢性／心因性／体性感覚性／自律神経性／その他／診断未確定

図93 高齢者層と壮年層のめまい平衡障害の比較

（≧65歳、45〜64歳）
BPPV、MD、VN、IBV、そのほか末梢前庭性、VBI、そのほか中枢性、下肢体性感覚障害、そのほか、診断未確定

動覚障害の合併といった問題がある．当然視力もより若い年齢層と比較すると低下していることが多い．この後，各論としてパーツごとの高齢者のめまい・平衡障害について述べてゆくが，実際にはこのような多因子の関与があるという点を心に留めておいていただきたい．この多因子性の問題については，本章の最後に「加齢性平衡障害」の項であらためて触れる．

この多因子性の問題と並んで，もう一つの問題点は，回復に時間がかかるということがあげられる．めまい・平衡障害からの「回復」には一般的に，2種類の様式がある．一つは，不具合を生じた器官の機能が文字通り回復する場合であり，もう一つは，不具合を生じた器官そのものは回復していないのだが，対側も含めて障害部位以外の機能によってめまい・平衡障害から「回復」する場合である．後者は，医学的には代償と呼ぶことが正確であろう．高齢者の場合，直接の障害部位以外の機能も低下傾向にあるため，この代償機転が働き難く，広義の回復により時間がかかる．こうした問題は，治療法の選択にも影響する．たとえば，代償が遷延するため，責任部位の破壊的な治療は選択し難く，また，運動器や心肺機能の低下のため，平衡訓練などのリハビリテーションにも制限が生じる．

さらに，もう一点問題点をあげると，高齢者のめまい・平衡障害は，転倒と密接に関係している点をあげることができる．米国における調査では，1985年に65歳以上の高齢者の18％，75歳以上の後期高齢者の25％が転倒を経験したという[123]．また，これらの転倒者の15％から23％はめまい感のため転倒し

表8 高齢者のめまい・平衡障害の特徴

1. 多因子的である
2. 代償機転が働きにくく，回復に時間がかかる
3. 身体状況のため，リハビリテーションにも制限がある
4. 多病であり，使用しているさまざまな薬物の影響がある
5. 転倒やそれに続発する骨折と密接にかかわっている

(室伏利久：ジェネラリストが知っておきたい高齢者診療のピットフォール 高齢者に多いフラツキ．JIM 122：909, 2012)

たということである．転倒は，腰部の骨折にもつながり，生命予後にもかかわる問題となる[124]．加齢とともに生じてくる平衡障害は高齢者の健康管理上の重要な問題の一つである．常用している薬物も若年層と比較して多く，めまい・平衡障害，転倒に対する薬物の影響についても評価する必要がある[125]．

これらの高齢者のめまい・平衡障害の問題点（特徴）を表8にまとめておいた[126]．引き続いて，各パーツごとに解説する．

2. 末梢前庭性障害

高齢者のめまいのうち，末梢前庭系障害に分類される疾患のうち症例数が最も多いものは良性発作性頭位めまい症（BPPV）である．図94には，自験例のBPPVの性別，年齢別のヒストグラムを示した．この図で明らかなように，BPPVは女性，ことに50歳代以降の女性に多い．BPPVは一般に閉経後の女性に多いとされるが，筆者のデータもその傾向を反映している．同時期のメニエール病（MD）症例との比較を図95に示す．BPPVのほうがより高齢にピークがあることがわかる．

a. 良性発作性頭位めまい症（BPPV）

BPPVは頭位の変化により誘発されるめまいの代表的疾患であり，基本的には，①頭位の変化で誘発されるめまいの存在，②①を裏付ける頭位・頭位変換眼振検査での頭位の変化で誘発される眼振の存在，③聴覚系の症状も含め，めまい以外の神経症状がないこと，④他の疾患の除外，によってなされる[127]．

BPPVは，耳石器，とくに卵形嚢の平衡斑上の耳石膜に付着した耳石が剥落し，半規管内に迷入し浮遊物となり，この浮遊耳石が頭部にかかる重力の向きの変化によって移動し，異常な内リンパ流動を生じ，めまいが誘発されるとする説が有力である[128, 129]．このような病態を半規管結石症（canalolithiasis）と

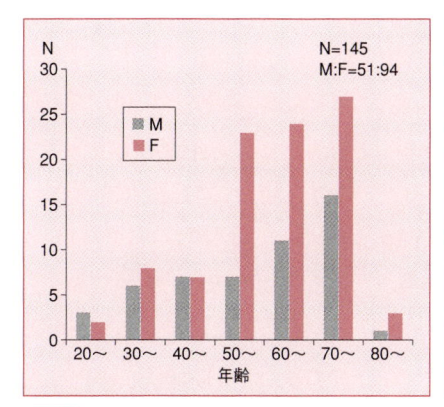

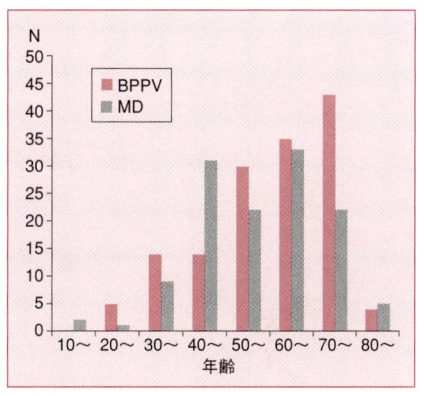

図94 BPPVの性別，年齢別比較

図95 MDとBPPV症例の年齢別比較

呼んでいる．耳石は，クプラに付着している場合もあると考えられ，そのような病態をクプラ結石症（cupulolithiasis）と呼んでいる．浮遊物が存在すると考えられる半規管により，後半規管型，外側半規管型，前半規管型に分類されるが，前半規管型はまれである．寝たり起きたり，あるいは上を向いたりといった矢状面での頭位の変化でめまいが誘発されるものは，後半規管型と考えられ，寝返りのような仰臥位でのローリングでめまいが誘発されるものは，外側半規管型と考えられる．

治療の主体は，半規管を浮遊する耳石を卵形嚢に排出するための頭位治療（浮遊耳石置換法）が主体である[127]．後半規管型の場合はEpley法[129]（図96），外側半規管型の場合にはLempert法[130]（図97），患側や責任半規管がはっきりしない場合は，Brandt-Daroff法[131]（図98）を行う．ただし，高齢者で頸椎疾患がある場合には，Epley法などの大きな頭位変化を他動的に行うと危険な場合もあるので，頸椎疾患の既往についてはきちんと問診しておく必要がある．

先にも述べたように，BPPVは，高齢者，とくに高齢の女性に多い疾患である．耳石の半規管内への迷入が直接的な原因と考えられるが，炭酸カルシウムのカルサイトの結晶である耳石が本来付着している耳石膜からなぜ剥落し，半規管内に迷入するのか，その理由については，明らかではない．骨粗鬆症との関連，カルシウム代謝との関連が注目されている．BPPVと骨粗鬆症の関連については，一定の関連があるとする報告が多い．Vibertらは，50歳以上の女性のBPPV症例群では，骨密度の有意な低下を認めたと報告している[132]．山中ら

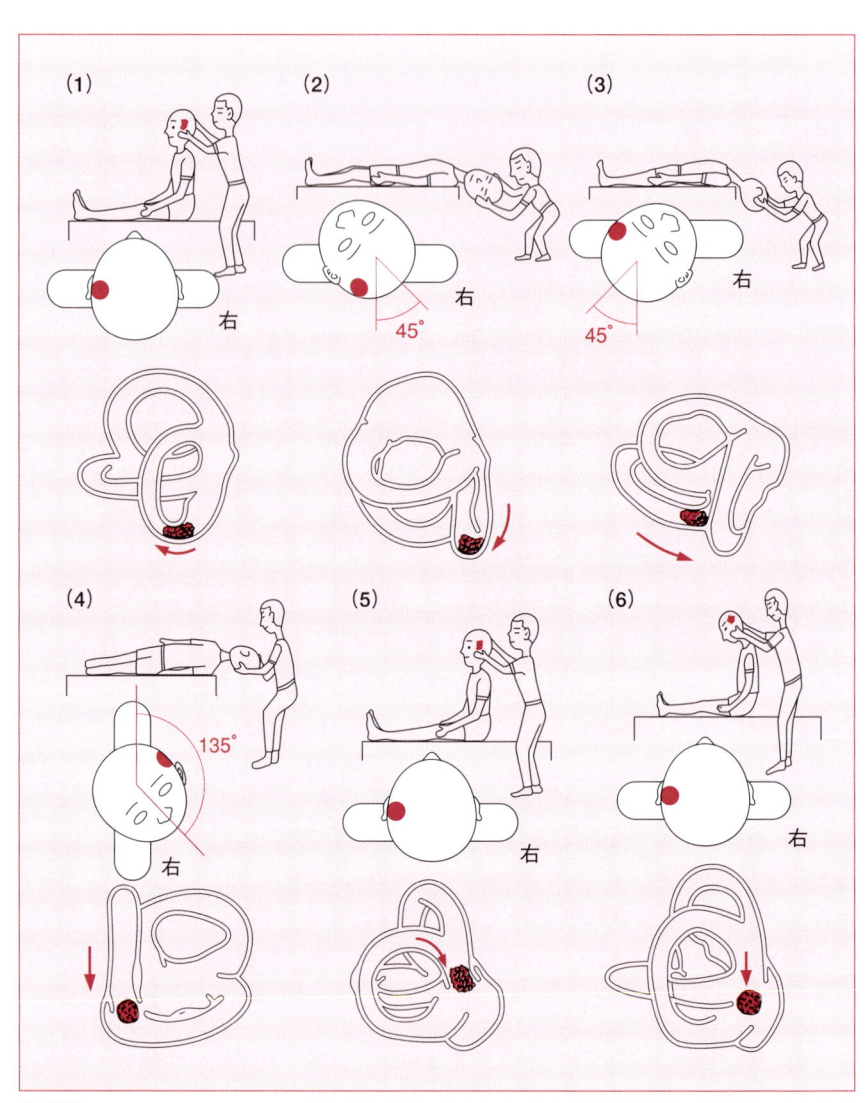

図96 BPPVに対する頭位治療の一例──Epley法

ここには，Epley法を示す．
(渡辺行雄，山本昌彦，中村　正 ほか：良性発作性頭位めまい症診療ガイドライン．Equilibrium Res 68：218-225, 2009)

2. 末梢前庭性障害　　**79**

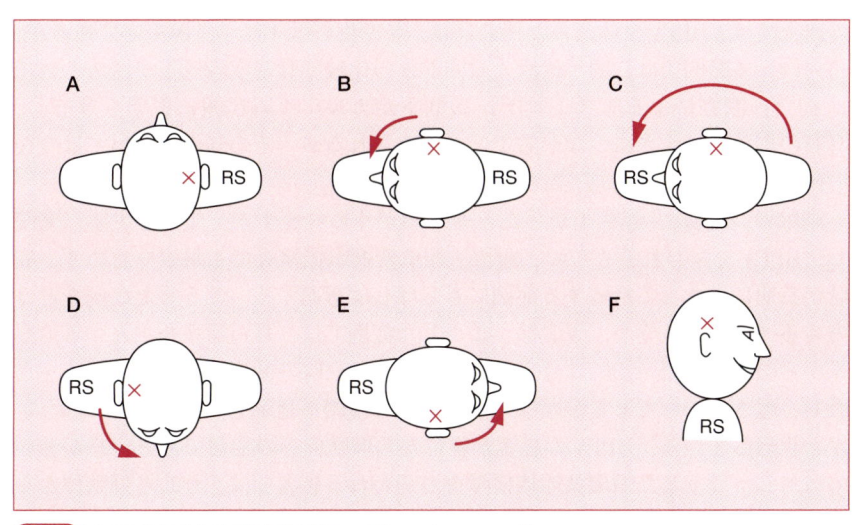

図97 BPPVに対する頭位治療の一例──Lempert法

(Lempert T et al. : A positional maneuver for treatment of horizontal-canal benign positional vertigo. Laryngoscope 106 : 476-478, 1996 より引用)

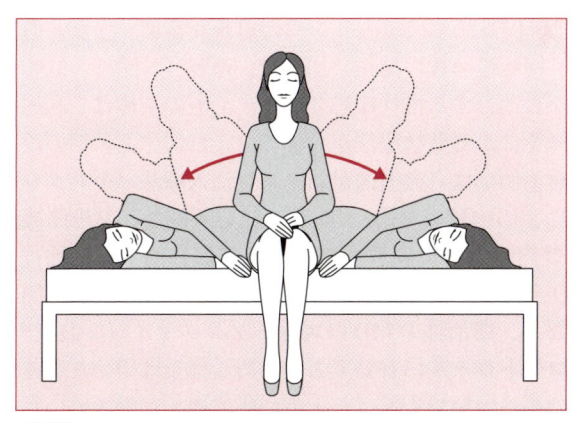

図98 BPPVに対する頭位治療の一例
　　　　──Brandt-Daroffのphysiotherapy

(Brandt T et al.: Physical therapy for benign paroxysmal positional vertigo. Arch Otolaryngol 106:484-485, 1980 より引用)

の研究では，BPPV 全体でみた場合には，骨密度の低下は，年齢相応であるが，再発例，多発例では，同年代成人対照群との比較で骨密度の低下が認められている[133]．閉経によるエストロゲンの低下がカルシウム代謝に影響を及ぼし，耳石の剥落しやすさにつながることが推定されるが，その詳細については今後の研究を待ちたい．

　高齢者の場合，「起き上がったときに頭がくらっとする」ことを主訴に来院し，BPPV を疑われるものの，頭位・頭位変換眼振検査でも眼振を認めず，症状が長期にわたって持続する症例にもしばしば遭遇する．こうした症例をどう考えるべきであろうか．筆者は，こうした症例では，耳石器系を主とする前庭系からの位置情報の加齢に伴う減少のため，起立時の循環調節機構に障害をきたし，起き上がったときの頭部への一過性の循環不全が生じているのではないかと推察している．BPPV の患者が座位から仰臥位への変化でめまい感が強いのに対し，こうした循環調節機構障害が疑われる患者では，むしろ仰臥位から座位への頭位の変化で症状が強い．

b. メニエール病（MD）

　MD は，BPPV よりはやや若い年齢層に発症することが多いが，近年では高齢発症が増加しているとするデータもある[134]．MD は，心身症的な側面が強い疾患であり，現代社会は高齢者にとってもストレスの強い社会であるのかもしれない．MD は，内耳における内リンパの過剰な蓄積，すなわち，内リンパ水腫が関係して，回転性めまい発作に加えて，難聴，耳閉感，耳鳴などの蝸牛症状を反復しながら進行する慢性疾患である．治療の主体は，利尿薬により内リンパ水腫の軽減をはかる薬物療法が主体で，これに生活習慣の改善や運動療法が付随する．難治例には，鼓室内ゲンタシン注入療法（ゲンタシンの内耳毒性を利用した薬理学的内耳破壊術），前庭神経切断術などの患側機能破壊的な手術的治療および内リンパ囊開放術などの機能保存の手術的治療がある[135,136]．本書では，MD 全般について詳細には触れないが，その治療に関して注意すべき点を述べておく．難治性の MD の場合，ゲンタマイシン鼓室内注入療法が，めまい発作のコントロールに有効であるためしばしば用いられるが，高齢者の場合には本章の総論の項でも述べたように代償機転が働き難いため，一側内耳の機能低下をきたすこの治療法の適応には慎重であるべきである．個人的には 75 歳を超える後期高齢者には原則として行っていない．

c. 特発性両側末梢前庭機能低下症（IBV）

　図 93 の疾患名の中で，特発性両側末梢前庭機能低下症（idiopathic bilateral

vestibulopathy：IBV）は，比較的なじみの薄い疾患名であろう．IBVは，原因不明の両側性末梢前庭機能障害をきたす疾患であるが[137]，比較的高齢者に多い疾患である[138]．IBVの診断基準は，①温度刺激検査などで確認される両側末梢前庭機能障害の存在，②アミノ配糖体系の抗生物質の使用，小脳橋角部腫瘍，髄膜炎などの明らかな原因を欠くこと，③高度難聴あるいは左右非対称性感音難聴などの関連の疑われる難聴を欠くこと，④家族歴を欠くこととされる[124]．①の基準として，われわれは，氷水による温度刺激検査で眼振最大緩徐相速度が両側とも10deg/sec以下であることとしていたが，cVEMP両側無反応を下前庭神経系に限局した新たなIBVのサブタイプとすることができるとも考えられる[139]．

BalohらはIBVを，明らかなめまい発作を欠くが徐々に平衡障害が進行してゆくprogressive typeと，めまい発作を繰り返しながら平衡障害が進行してゆくsequential typeに分類している[137]．われわれの自験例の検討では，この２つのタイプのほかに，１回のめまい発作のあと平衡障害が進行してゆくタイプ，すなわちone attack and progressive typeが中間型として存在した[138]．IBVの一例を提示する．

CASE 1　75歳女性（図99）

　この女性は，約１日近く続く強いめまい発作を過去に３回経験し，最終発作以降持続する不安定感を主訴に来院した．めまい発作時に随伴・増悪する蝸牛症状の自覚はなかった．特記すべき既往歴・家族歴はなかった．初診時，聴力は加齢によると思われる高音部の感音難聴を認めるのみであった．注視・頭位・頭位変換眼振はなかったが，開眼時にも存在し，閉眼でやや増悪する体平衡障害を認めた．温度刺激検査では氷水にて，右耳刺激で微弱な反応を認めるのみで，左耳刺激では，無反応であった．cVEMPは，左耳刺激で無反応，右耳刺激では正常反応であった．

　この症例は，進行形式による分類では，sequential typeであり，外側半規管の障害，すなわち，上前庭神経系の障害が優位と考えられた（第３章参照）．
　次に，先に述べた下前庭神経系限局タイプの症例を提示する[139]．

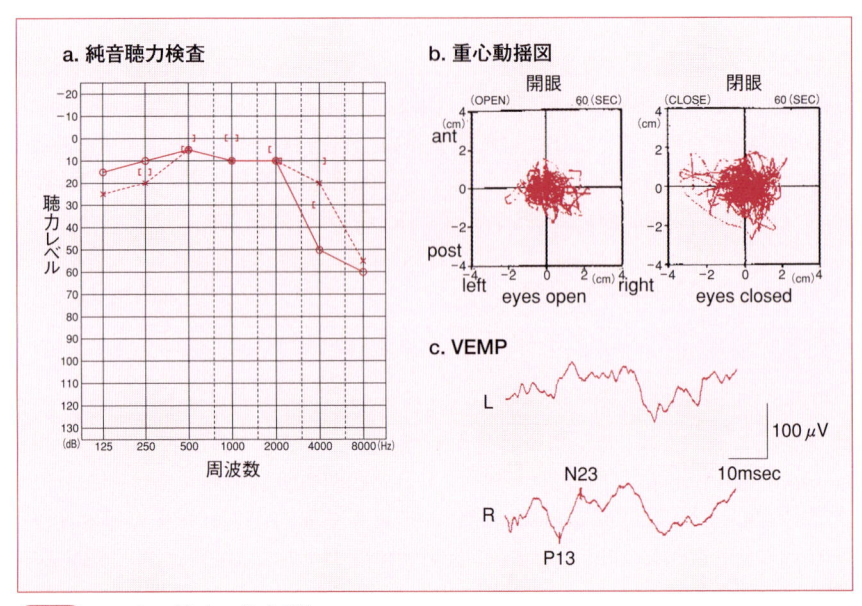

図99 IBVの一例（75歳女性）

CASE 2 71歳女性（図100）

　この女性は，約1時間持続する回転性めまい発作を3年前から月に数回経験しており，このため来院した．最初の発作以降，不安定感を感じるようになり，その感覚は徐々に増悪した．不安定感は歩行時に悪化し，この際，動揺視を自覚した．特記すべき既往歴・家族歴はなかった．初診時，聴力は加齢によると思われる高音部の感音難聴を認めるのみであった．注視・頭位・頭位変換眼振はなかったが，開眼時にも存在し，閉眼で増悪する体平衡障害を認めた．温度刺激検査では両側で正常であった．cVEMPは，両耳とも無反応であった．

　この症例では，外側半規管機能は保存されているが，球形嚢機能は障害されており，下前庭神経に比較的限局した障害が疑われる．ただ，回転性めまい発作を反復しているので後半規管系の障害も合併しているものと考えられる．と

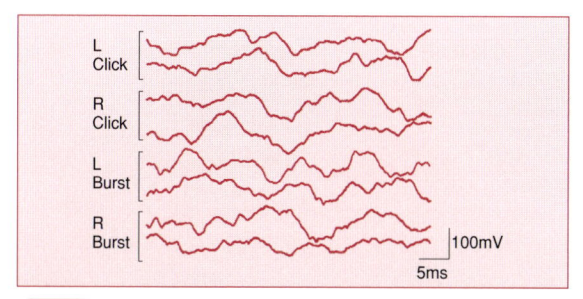

図100 下前庭神経に限局したIBVと考えられる一例
（71歳女性）

図はクリック音とトーンバースト音によるcVEMP記録．左右とも無反応である．
(Fujimoto C et al. : Novel subtype of idiopathic bilateral vestibulopathy: bilateral absence of vestibular evoked myogenic potentials in the presence of normal caloric responses. J Neurol 256: 1488-1492, 2009より引用)

ころで，第4章で述べたように70歳以上の高齢者では，両側VEMPが無反応となる症例は少なくない．これを加齢に伴う変化と考えると，加齢に伴う耳石器障害そのものが，IBVの少なくとも一部（ひょっとしたら多く）であり，高齢者のめまい・平衡障害の主因の一つと考えるべきであるのかもしれない．加齢性耳石器障害が，加齢性平衡障害を構成する主要な部分の一つであることは十分考えられる．いずれにせよ，IBVの治療の基本は平衡訓練（リハビリテーション）である．平衡訓練については本章の後半で触れる．

また，青木らによると，cVEMP反応が悪い症例では，起立時の血圧調節が不良である傾向があるという[37]（図101）．すなわち，高齢者の耳石器障害は，耳石器-自律神経反射の障害としても高齢者のめまいに関与している可能性が高い．

3. 体性感覚系障害

図93の中で平衡障害をきたす体性感覚系の障害は，下肢体性感覚障害としてまとめられているが，実際には振動覚障害を多く認める．下肢の体性感覚系障害は，高齢者の非回転性めまい感，とくに，立位時の不安定感の原因としては決して少なくない．したがって，高齢者の非回転性めまい・平衡障害の場合，下肢振動覚検査および深部腱反射検査は実施されるべき検査である．この病態

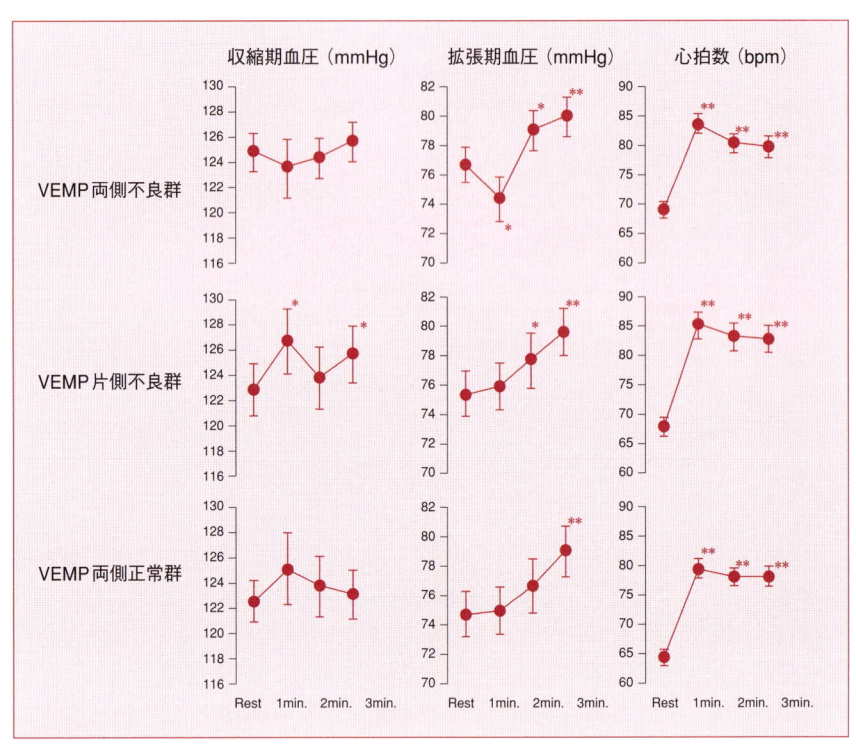

図101 cVEMP反応の違いにより分類した3群間の起立後の血圧と心拍数の変化
男性の場合．＊，＊＊：仰臥位10分間の平均値との有意差，p<0.05, p<0.01, t-test
（青木光広 ほか：前庭血管系反射と起立性循環調節．Equilibrium Res 71：186-193, 2012）

の「めまい」症例は，図93でもわかるように64歳以下の年代では少ない．下肢の振動覚障害をきたす既知の疾患としては，糖尿病による末梢神経障害が代表的である．また，腰部脊柱管狭窄症（lumbar spinal canal stenosis）にも注意すべきである[140]．腰部脊柱管狭窄症では，間欠性跛行や下肢痛の合併が多い．

CASE 3　68歳女性

　この女性は，数年来のふらつき感，不安定感を主訴に受診した．回転性めまいはない．糖尿病で投薬を受けているが，HbA1cは6台で比較的血糖値は安定しているものと推定された．痛みはない．初診時，聴力

3. 体性感覚系障害

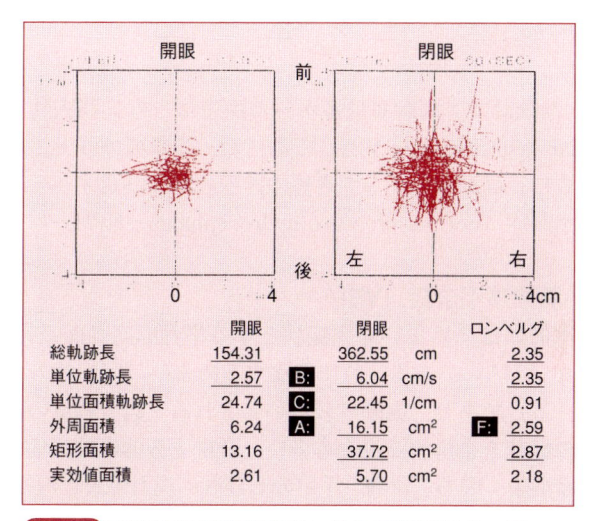

	開眼	閉眼		ロンベルグ
総軌跡長	154.31	362.55	cm	2.35
単位軌跡長	2.57	6.04	cm/s	2.35
単位面積軌跡長	24.74	22.45	1/cm	0.91
外周面積	6.24	16.15	cm²	2.59
矩形面積	13.16	37.72	cm²	2.87
実効値面積	2.61	5.70	cm²	2.18

図102 下肢体性感覚障害が主体の平衡障害の一例（68歳女性）

閉眼で増悪する体平衡障害を認める．

は加齢によると思われる高音部の感音難聴を認めるのみであった．注視・頭位・頭位変換眼振はなかったが，閉眼で増悪する体平衡障害を認めた（図102）．ENGでは異常なく，温度刺激検査も正常であった．一方，下肢の振動覚は右で高度に低下，左でも低下していた．また，膝蓋腱反射は，両側とも消失していた．下肢の体性感覚系の障害による平衡障害と診断した．精査により，腰部脊柱管狭窄症と診断された．その後，下肢痛，筋力低下も出現し，現在は，リハビリテーション中である．

この症例の場合は，平衡障害が先行した，腰部脊柱管狭窄症の症例であるが，こうした基礎疾患のない特発性と考えられる症例も少なくない．第4章で述べたように，加齢により，パチニ小体などの末梢受容器の変性，減少，さらに，末梢神経の変化，中枢神経の変化，また，皮膚の弾力の変化が生じ，結果として振動覚などの体性感覚系障害を生じうる．したがって，特発性下肢体性感覚系障害（あるいは振動覚障害）も加齢という現象そのものによるめまい・平衡障害の一種と考えることができる．

4. 中枢神経系障害

図93に示した統計で，高齢者に多かった疾患は，椎骨脳底動脈循環不全症（vertebrobasilar insufficiency：VBI）であった．この項では，このVBIについて述べるとともに，高齢者のふらつき感の診療の際に注意すべき大脳深部白質病変と正常圧水頭症（normal pressure hydrocephalus：NPH）について紹介する．

a. 椎骨脳底動脈循環不全症（VBI）

VBIは，基本的には，めまいを主症状とする椎骨脳底動脈系（図73）の一過性脳虚血発作（TIA）である．急に発症するめまい（回転性のことも浮動性のこともありうる）であり，高齢者に多いとされる．数分程度の持続であることが多い．他の症状を合併する場合も多い．合併する他の神経症状として，眼前暗黒感，意識消失，脱力，頭痛，手足のしびれ，視力障害，複視，構音障害，嚥下障害などがあるが，一方でめまい以外の症状のない場合もある（solo vertigo）．基礎疾患として，高血圧，心疾患，糖尿病，脂質異常症などをもつことが多い．

診断は，基本的には，病歴からの推定が主体であるが，MRAでの，一側あるいは両側の椎骨動脈の狭窄や描出不全（図74），頸部血管エコーでの椎骨動脈系の血流低下（図77）は参考になる．また，直接的な所見ではないが，頸動脈系の内中膜複合体（IMC）の肥厚やプラーク（plaque）による狭窄の評価も動脈硬化性病変の存在を想定するうえで有用である（図75, 76）．

CASE 4　84歳男性

この男性は，頭のうっとうしさや浮動性めまいの反復を主訴に来院した．めまいと頭重感以外の症状は自覚していない．初診時，聴力は加齢によると思われる高音部の感音難聴を認めるのみであった．注視・頭位・頭位変換眼振はなかったが，開眼時にも存在し，閉眼で増悪する体平衡障害を認めた．ENGでは視標追跡検査でsaccadic pursuitを認めた．CT上小脳半球に，古い梗塞巣と考えられるlow density areaを認めた（図103）．CT上の小梗塞でめまいのすべてのエピソードが説明できるわけではないが，椎骨脳底動脈系の虚血発作を繰り返しているものと考えられた．

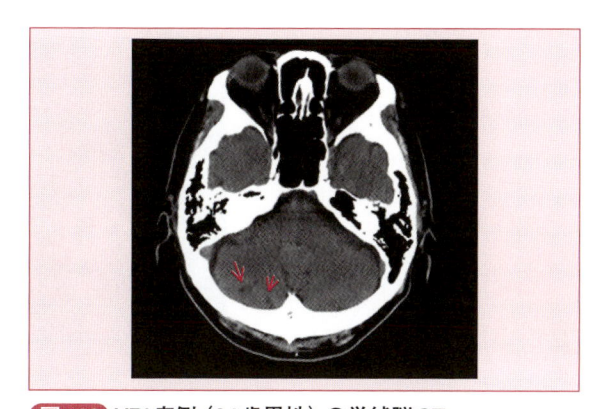

図103 VBI症例（84歳男性）の単純脳CT
散在する低吸収域（赤矢印）を認め，陳旧性小脳梗塞と考えられる．

 こうしたVBIの症例の場合，脳梗塞の予防のため，アスピリンなどの抗血小板凝集薬の投与，また，基礎疾患のコントロールが不良の場合はその治療が必要である．もちろん，TIAとしてのVBIではなく，脳梗塞を生じる症例があることはいうまでもない．典型的な脳梗塞の場合には診断はさほど難しくないと思われるが，前下小脳動脈（anterior inferior cerebellar artery：AICA）系の梗塞の場合には，難聴を伴い，あたかも内耳障害によるめまいのようにみえる場合もあるので注意を要する．

CASE 5　79歳男性[141]

 この男性は，右難聴と回転性めまいを主訴に受診した．既往歴に心房細動があった．以前からときに数分間続く浮動性めまいがあった．今回は，突然右難聴と回転性めまいが出現し，治らないので受診した．左向き定方向性のⅢ度の注視眼振を認め，また右耳の重度の感音難聴を認めたため（図104），精査・加療のため入院となった．他の脳神経症状は認めなかった．入院後に撮影したMRIにて右小脳梗塞を認めた（図105）．AICA領域の梗塞によるめまいと難聴と診断された．

 AICA症候群としてのめまいと難聴の場合には，他の神経症状に乏しく，診

図104 急性内耳障害症状で発症した前下小脳動脈症候群の一症例(79歳男性)の初診時所見

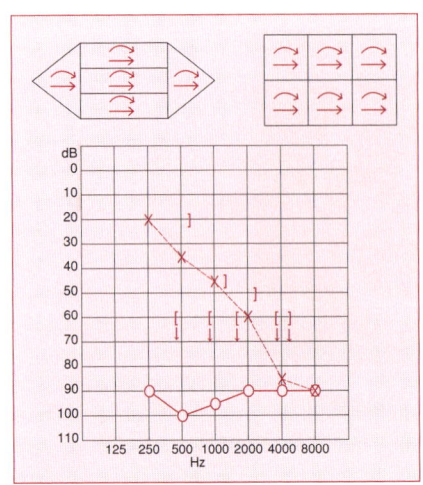

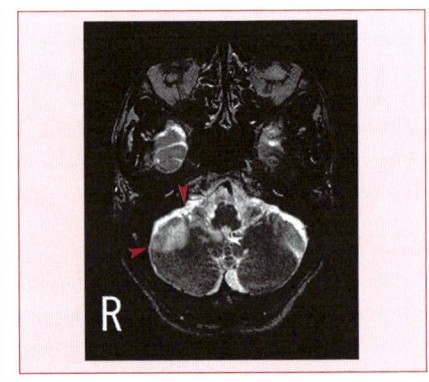

図105 図104の症例のMRI

(大木雅文 ほか：急性内耳障害症状で発症した前下小脳動脈症候群の1症例．耳喉頭頸 73：933-936, 2001)

断が難しい場合もある．高齢者で心房細動などの基礎疾患がある場合には，やはり，脳梗塞の可能性を念頭におく必要がある．AICA症候群のほかに，回転性のめまいが症状の主体である脳梗塞に，ワレンベルグ（Wallenberg）症候群がある．こちらは，後下小脳動脈（posterior inferior cerebellar artery：PICA）領域の閉塞による場合が多いとされる．AICA症候群とワレンベルグ症候群の所見を**表9**にまとめた．

b. 正常圧水頭症（NPH）

　NPHは，脳室拡大は認めるが脳脊髄液圧は正常範囲にあり，歩行障害，認知障害，排尿障害を三主徴とし，髄液シャント術で症状の改善が得られる疾患として，1965年にHakimらにより報告された[142]．NPHは原因不明の特発性のもの（iNPH）と先行疾患に続発する二次性のものに分類される．iNPHの91％に歩行障害を認めるとする報告がある．歩行障害の特徴は，歩幅の減少，足の挙上低下，開脚歩行であり，不安定な歩行となる．こうした歩行障害に伴う平衡障害を「めまい」として受診する場合もある．iNPHの診断基準を**表10**

表9 ワレンベルグ症候群とAICA症候群

後下小脳動脈領域の梗塞：ワレンベルグ症候群
1. 眼振（定方向性眼振, 回旋性眼振など）
2. 小脳失調
3. 同側顔面温痛覚低下
4. 同側ホルネル（Horner）徴候
5. 対側半身温痛覚低下
6. 同側声帯, 軟口蓋麻痺
前下小脳動脈領域の梗塞：AICA症候群
1. 眼振
2. 同側蝸牛症状（難聴・耳鳴）
3. 同側の顔面神経麻痺
4. 小脳失調
5. 同側ホルネル（Horner）症候群
6. 同側顔面温痛覚低下
7. 対側半身の温痛覚低下

に示す[143]．iNPHのCT/MRI画像上の最大の特徴は，脳室の拡大である（図68）．脳室の拡大の評価にはEvans indexが用いられる（第3章参照）．本疾患は，単純CTからも有益な情報が得られる疾患であり，心に留めておく必要がある．

c. 大脳深部白質病変（cerebral white matter lesions）

高齢者，とくに75歳以上の後期高齢者においてMRIのT2強調画像で高信号域として描出される大脳深部白質の虚血性病変が認められることがある[144]（図106）．この所見は，後に述べる老年症候群の症例においてしばしば認められる[145]．MRI上のこうした病変は，病理学的には髄鞘を形成するオリゴデンドロサイトの機能不全による脱髄性変化や血液脳関門障害による浮腫性変化などの混在とされ，動脈硬化に起因するものと考えられている．こうした皮質下病変と平衡障害の関係については，必ずしも十分解明されているとはいい難いが，大脳における感覚情報と運動指令のリンクの障害や空間識障害が生じ，身体平衡の制御も不確実かつ遅れを生じることになるのではないかと考えられる．

5. 運動器疾患

高齢者の移動，運動の障害の疾患概念として，近年，ロコモティブシンドローム（locomotive syndrome）という用語が，整形外科領域を中心にしばしば

表10 iNPHの診断基準

Possible iNPH

・必須項目
1) 60歳台以降に発症する．
2) 歩行障害，認知障害および排尿障害の1つ以上を認める．
3) 脳室が拡大（Evans index＊＞0.3）している．
   ＊Evans index：両側側脳室前角間最大幅/その部位における頭蓋内腔幅．
4) 他の神経学的あるいは非神経学的疾患によって上記臨床症状のすべてを説明し得ない．
5) 脳室拡大をきたす可能性のある先行疾患（くも膜下出血，髄膜炎，頭部外傷，先天性水頭症，中脳水道狭窄症など）がない．

・参考項目
1) 歩行は歩幅が狭くすり足，不安定で方向転換時に不安定性が増す．
2) 症状は緩徐進行性が多いが，一時的な進行停止や増悪など波状経過を認めることがある．
3) 症状のうち，歩行障害が最も頻度が高く，次いで認知障害，排尿障害の順である．
4) 認知障害は認知機能テストで客観的な低下が示される．
5) 他の神経変性疾患（パーキンソン病，アルツハイマー病など）や脳血管障害（ラクナ梗塞など）の併存はありうるが，いずれも軽症にとどまる．
6) シルビウス裂・脳底槽は拡大していることが多い．
7) 脳室周囲低吸収域（periventricular lucency：PVL），脳室周囲高信号域（periventricular hyperintensity：PVH）の有無は問わない．
8) 脳血流検査は他の認知症性疾患との鑑別に役立つ．

・Possible iNPH with MRI support
Possible iNPHの基準を満たし，MRIで高位円蓋部および正中部の脳溝・くも膜下腔の狭小化がみられる．

Probable iNPH

・必須項目
1) Possible iNPHの必須項目を満たす．
2) 脳脊髄液圧が200mmH$_2$O以下で，脳脊髄液の性状が正常である．
3) 以下のいずれかを認める．
   ①歩行障害があり，高位円蓋部および正中部の脳溝・くも膜下腔の狭小化が認められる．
   ②タップテスト（脳脊髄液排除試験）で症状の改善を認める．
   ③ドレナージテスト（腰部持続脳脊髄液ドレナージ）で症状の改善を認める．

Definite iNPH

シャント術施行後，客観的に症状の改善が示される．

（高橋賛美ほか：特発性正常圧水頭症（iNPH）疾患概念と診断基準．表2. Clin Neuroscience 30：415, 2012）

用いられている[122]．日本整形外科学会の作成したパンフレットでは，①2kg程度の買い物をして持ち帰るのが困難である，②家のやや重い仕事が困難である，③家の中でつまずいたり滑ったりする，④15分くらい続けて歩けない，⑤横断歩道を青信号でわたりきれない，⑥階段をのぼるのに手すりが必要であ

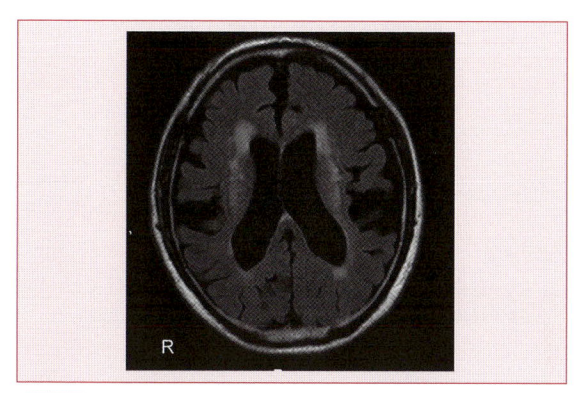

図106 MRI（Flair像）における大脳深部白質病変（79歳男性）

る，⑦片脚立ちで靴下がはけない，の7項目の一つでもあてはまれば，ロコモティブシンドロームの可能性があるとして注意を促している．ロコモティブシンドロームの主な5つの要因として，税田は，①バランスの低下，②筋力の低下，③変形性膝関節症，④腰部脊柱管狭窄症，⑤骨粗鬆症をあげている．これらをみると，ロコモティブシンドロームは必ずしも運動器疾患に限定した症候群ではないように思われる．①については，これまでにも述べてきており，また，②についても第4章で触れたので，この項では，③〜⑤について簡単に解説する．

a. 変形性膝関節症（gonarthrosis）

変形性膝関節症は，関節軟骨，関節構成体の退行性変化と，続発する軟骨・骨の破壊および増殖性変化によって，関節の痛みや可動域制限が生じ，生活動作を障害するものである．歩行開始時や立ち上がりの際に疼痛を訴えることが多い．膝の曲がりのためバランスがとりにくく，また，歩行にも不自由である．

単純X線写真にて，関節裂隙の狭小化，関節面の骨硬化，骨棘形成などを認める[146]．治療としては，大腿四頭筋の筋力トレーニング，消炎鎮痛薬の使用，ヒアルロン酸や副腎皮質ステロイドの関節内注射や，人工膝関節置換術をはじめとする手術療法が，状態によって選択される．

b. 腰部脊柱管狭窄症（lumbar spinal canal stenosis）

腰部脊柱管狭窄症は，「脊柱管を構成する骨性要素や椎間板，靱帯性要素などによって腰部の脊柱管や椎間孔が狭小となり，馬尾や神経根の絞扼性障害をきたして症状の発現したもの」である．下肢のしびれや痛み，間欠性跛行（歩

表11 腰部脊柱管狭窄症診断サポートツール

病　歴		
年齢	☐60歳未満（0）	
	☐60〜70歳（1）	
	☐71歳以上（2）	
糖尿病の既往	☐あり（0）	☐なし（1）
問　診		
間欠跛行	☐あり（3）	☐なし（0）
立位で下肢症状が悪化	☐あり（2）	☐なし（0）
前屈で下肢症状が軽快	☐あり（3）	☐なし（0）
身体所見		
前屈による下肢症状出現	☐あり（−1）	☐なし（0）
後屈による下肢症状出現	☐あり（1）	☐なし（0）
足関節血圧／上腕血圧比（ABI）0.9	☐以上（3）	☐未満（0）
アキレス腱反射低下・消失	☐あり（1）	☐正常（0）
SLR試験*	☐陽性（−1）	☐陰性（0）
	合計点　　　　点	

*膝を伸ばした状態で下肢を30°以上70°以下の角度で伸展挙上させたときにお尻や太ももにかけて疼痛が生じる場合を陽性とする試験
7点以上の場合は腰部脊柱管狭窄症である可能性が高いといえます．専門医へ紹介し，診断を確定してください
（Konno S et al.：Euro Spine J 16：1951-1957, 2007より引用）

行により下肢のしびれや痛みが出現し，休息により軽快する症状）が特徴である．本症については，体性感覚系障害の項でも述べた．**表11**に示す腰部脊柱管狭窄症診断サポートツールが作成されている[147]．

治療にあたっては，杖やシルバーカーの使用，プロスタグランディンE1などの薬物治療，神経根ブロックなどが行われ，重症例では手術的治療も考慮される．

c. 骨粗鬆症（osteoporosis）

骨粗鬆症は，骨強度の低下を特徴とする疾患であり，骨折のリスクを増加させる．骨粗鬆症自体は無症状でありうるが，大腿骨頸部骨折や脊椎圧迫骨折を生じると，姿勢の変化，歩行障害を生じ，ふらつきの増大に直結する．骨粗鬆症の診断手順を**図107**に示す[121]．骨粗鬆症の治療薬には，ビスフォスフォネートやエストロゲン受容体モジュレーター，ビタミンDなどが用いられる．

以上，ロコモティブシンドロームにかかわる三大疾患について述べたが，ロ

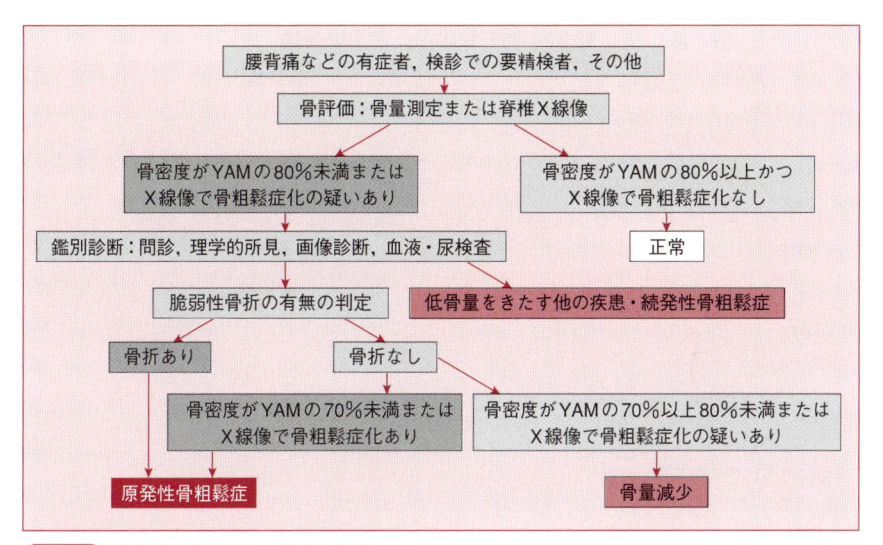

図107 原発性骨粗鬆症の診断手順
(東浩太郎：骨粗鬆症の病態と診断基準．日本医事新報 4600：41-45, 2012)

コモティブシンドローム一般の対策としては，「ロコトレ」と称する一種の理学療法が勧められている．具体的には，①開眼での片脚立ち，②スクワット（軽い四股踏みのような運動）が推奨されている．①に関しては，転倒の危険を避けるためつかまるものがあるところか，手や指で体を支えながら1分を目標に行う．②については，しゃがむ訓練であり，膝頭が足より前に出ないようにし，膝を第2趾の方向に曲げながらしゃがむが，膝は浅めに曲げ，直角以上にはしない．これを一度に5〜6回，1日に三度以上行う[148]．これに加えて，関節の曲げ伸ばし，散歩，ラジオ体操などを併せて行うとよいとされている．

6. 薬剤による平衡障害

　高齢者の特徴として，比較的若い年齢層と比較すると，複数の病気をかかえていることが多い．このため，多種の薬物を服用している．こうした，他の疾患のために処方された薬物が，めまいやふらつきの原因になっている可能性についても考慮する必要がある．高齢者に処方されることが多く，かつ，めまい・平衡障害の要因となる可能性が比較的高い薬剤としては，抗不安薬，抗う

表12 転倒を起こしやすい薬物

系統	代表的薬剤（商品名）
鎮静催眠薬	
ベンゾジアゼピン系	トリアゾラム（ハルシオン），ブロチゾラム（レンドルミン），エスタゾラム（ユーロジン），ニトラゼパム（ベンザリン），ジアゼパム（セルシン），ロラゼパム（ワイパックス），エチゾラム（デパス）
非ベンゾジアゼピン系	ペントバルビタール（ラボナ），バルビタール（バルビタール），合剤（ベゲタミン）
抗うつ薬	
三環系	アミトリプチン（トリプタノール），イミプラミン（トフラニール），クロミプラミン（アナフラニール）
その他	マプロチリン（ルジオミール）
抗精神病薬	
フェノチアジン系	クロルプロマジン（コントミン，ウィンタミン）
ブチロフェノン系	ハロペリドール（セレネース，リントン）
ベンズアミド系	スルピリド（ドグマチール，アビリット）
利尿薬，その他の降圧薬	フロセミド（ラシックス），ドキサゾシン（カルデナリン）
抗ヒスタミン薬	ジフェンヒドラミン（レスタミン），d-クロルフェニラミン（ポララミン）
抗てんかん薬	クロバザム（マイスタン），フェノバルビタール（フェノバール）

（神﨑恒一：高齢者の転倒・転落とその対策．MB ENTONI 125：60-66, 2011）

つ薬，睡眠導入薬，抗不整脈薬，降圧薬，抗ヒスタミン薬などがある[125, 149]（**表12**）．向精神薬系の薬物では，筋弛緩作用の強いものでその傾向が強い．それぞれの薬物を処方している医師とも相談し，減量あるいは中止など，可能なものについては整理することも考慮する．

7. 加齢性平衡障害という概念と対応

　本章のはじめに記したように，高齢者のめまい・平衡障害の特徴の一つとして，多因子的であることがある．このため，一つ一つの部位の機能低下は比較的軽くとも，全体としてとらえると身体の平衡状態が低下してしまう病態も考えられる．いくつかの因子のうちの比較的優位なものとして診断することも可能であるが，このような病態を加齢性平衡障害（presbystasis）と呼ぶこともできるのではないかと考えられる[12]．海外では，1969年にKrmpotic-Namanicが，加齢に伴う難聴，presbyscusisのアナロジーとしてpresbystasisという語を用いている[150]．この際，Krmpotic-Namanicは，末梢前庭器の加齢性変化を表すことばとして用いている．筆者の提唱する加齢性平衡障害よりは狭い意味

で用いられている．本邦においては，吉本が，老化現象としての平衡障害として，老人性平衡障害という呼称を提唱している[151]．筆者の加齢性平衡障害は，吉本の提唱した老人性平衡障害の概念に近いものである．すなわち，第4章で示したように，身体のいたるところに現れる可能性のある加齢現象の結果の一つとしての平衡障害であり，末梢感覚器，運動器，自律神経系，中枢神経系の加齢からくる機能低下による平衡障害を包含する総合的な疾患概念である．

現時点での暫定的な診断指針の案としては，①高齢者における比較的緩徐に進行する平衡障害で，②障害に著しい左右差を認めず，③使用している薬物の影響が除外でき，④既知の疾患が除外できる，としてはどうかと考えている（**表13**）．ただし，この診断指針の④に関して，特発性両側末梢前庭機能低下症や，特発性の下肢体性感覚障害は，必ずしも除外しなくともよいのではないかとも考えている．むしろ，加齢性平衡障害のいう疾患概念の中では，特発性末梢前庭障害，とくに特発性両側性耳石器障害の影響がかなり大きいものと推定される．Schuknechtはその著書"Pathology of the ear"の中で加齢性難聴（presbycusis）のある症例では，球形嚢にも変性を認めることを述べている（cochleo-saccular degeneration）[94]．高齢者におけるVEMP反応の低下も，耳石器由来の反射系の機能低下による部分が大きいと考えられる．

高齢者の多彩な病態を包含する名称に「老年症候群」がある[145]．老年症候群は，75歳以上に好発する症候群で，生活機能に影響して高齢者のADL (activities of daily living)，QOL (quality of life) を著しく損ねるものである．精神障害，運動障害，排尿障害が中核症状で，めまい・平衡障害はこのうちの運動障害に含まれるものと考えられている．したがって，加齢性平衡障害は，老年症候群を構成する障害の一つとして位置付けることができるかもしれない．

では，加齢性平衡障害をきたした高齢者をどのようにケアしてゆくべきであろうか．基本的には，再生医療のこの領域への適応は実現されていない．薬物療法は補助的なものとなるが，末梢循環の改善を期待しての循環改善薬，末梢神経の修復を期待してのビタミンB_{12}製剤などはある程度有効であろう．一方，いわゆる抗めまい薬や抗不安薬の投与には慎重であるべきである．平衡訓練や筋力トレーニングなどの軽い一種のリハビリテーションを行いながら，他疾患の内服薬を可能な範囲で調整し，対応することが実際的と思われる．平衡筋力トレーニングに関しては，あまり盛りだくさんのトレーニングメニューでは長続きしないので，平衡訓練としての閉眼足踏み（100歩）と継ぎ足歩行（開眼で20m程度）および筋力トレーニングとしての片脚立ち（なにかに軽くつか

表13 加齢性平衡障害の診断の手引き（私案）

1. 高齢者における比較的緩徐に進行する平衡障害
2. 障害に著しい左右差を認めない
3. 使用している薬剤の影響が除外できる
4. 既知の診断が除外できる

上記のすべてを満たす場合，加齢性平衡障害と診断する．ただし，4の既知の疾患に特発性両側末梢前庭機能低下症，および特発性の下肢体性感覚障害は含まない．

表14 平衡筋力トレーニングの基本メニュー

・閉眼足踏み100歩
・継ぎ足歩行20m
・片脚立ち　左右各1分（何かにつかまること可）
・椅子からの立ち上がり，腰かけ（5回）

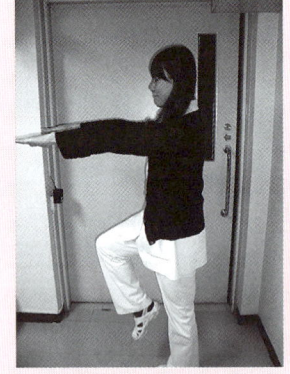

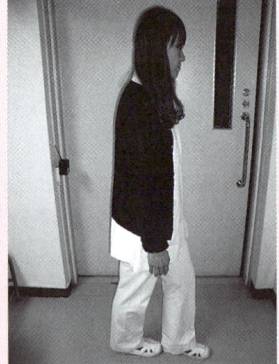

a. 閉眼足踏み
b. 継ぎ足歩行
c. 片脚立ち
d. 椅子からの立ち足がり ←→ 腰かけ

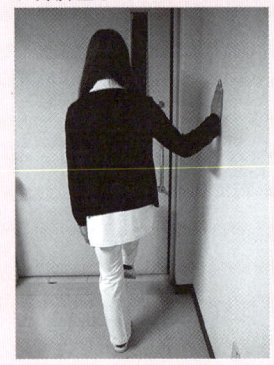

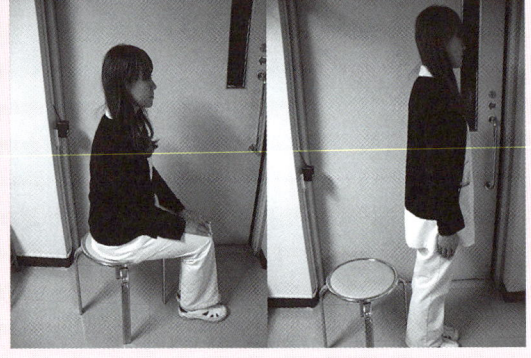

図108 平衡筋力トレーニングの基本メニュー

まることは可，左右足それぞれ1分ずつ），椅子からの立ち上がり，腰かけの繰り返し（5回）を基本の1セットとして，状態に応じて，1日1セットから3セットを行うことがよかろうかと思われる（**図108**，**表14**）[126)]。前庭眼反射系の障害が強い症例では，これに固視の訓練を付加するなどの症例に応じた変化をつける．治療者の側も患者の側も，短期間での著明な改善を期待するのではなく，長期間をかけてじっくり対応してゆく姿勢が重要である．このほか，居住環境については，手すりの設置，夜間灯をつけ真っ暗にしない配慮やその他のバリアフリーの環境整備が可能な範囲でなされることが望ましい．また，外出に消極的になり，家にこもりきりになる傾向も出てくるので，散歩などで屋外に出ることも奨励する．通所によるリハビリテーションも外出のきっかけとして活用できる．ただし，転倒に注意する必要があり，外出に際しては，かかとの低い靴をはくこと，杖やシルバーカーを活用することなどを勧める．将来的には，外付け，あるいは埋め込み型の「人工前庭」の開発も期待される．現在，感覚代行による平衡障害治療の試みがなされているが，一般化はしていない[152)]。

最後に，食生活について若干触れておきたい．佐藤らは，高齢者の食生活上のポイントとして，①高齢者には，個人差が大きく，このことを念頭におき，BMI，歯の状態，摂食および消化・吸収能力を考慮して，食品選択や調理法，食事形態を決定すること，②高齢者は味覚の低下により，濃い味付けを好むようになるので，酢，香辛料，焦げ目，柑橘類，香りの高い野菜，旨み成分を多く含する食品を利用すること，動物性タンパク質食品，植物性油脂，野菜，果物，水分が不足しないようにすること，③高齢者単独・夫婦世帯では，中食，缶詰・レトルト・冷凍食品ならびに栄養補助食品などを利用して，食の多様性を実行しやすくすることを推奨している[153)]。

サプリメントについても，アンチエイジングの観点からさまざまなサプリメントが取り上げられている．第1章で取り上げた老化の酸化ストレス仮説との関連からは，αリポ酸やCoQ10などのミトコンドリアに対する抗酸化剤が注目されている[154)]。ただし，この領域のエビデンスはいまだ蓄積途上である．

おわりに

　加齢が身体平衡に及ぼす影響，その検査法，また対応についてと身体の各パーツについて述べ，さらに，最後に総合的概念として，加齢性平衡障害という疾患概念を提唱した．高齢者の平衡障害の診療には，さまざまな臨床科の知識，技術が必要であり，多くの医療従事者の協力体制が必須であることがおわかりいただけたのではないかと思う．一方で，総合的な概念とはいいつつも，筆者の専門領域である末梢前庭，とくに，重力や直線加速度のセンサーである耳石器の関与が大きそうであることを多少強調させていただいた．

　「加齢性平衡障害」という疾患概念は，まだ，「よちよち歩きのこども」である．さまざまなかたちで高齢者のケアに携わる方々からのご助言，ご批判を受けながら，この疾患概念が「成熟したおとな」に成長してゆけることを期待している．

文 献

1) 南山堂 医学大辞典, 第19版, 南山堂, 東京, 2008.
2) Strehler BL : Time, Cells and Aging. Academic Press, New York, USA, 1962.
3) 春日井宏彰 ほか：成人期知的障害者の加齢変化の特性に関する研究. 東京学芸大学紀要 総合教育科学系 57 : 481-494, 2006.
4) 肥塚　泉：耳鼻咽喉科領域のアンチエイジング. 平衡覚. 耳喉頭頸 84 : 545-550, 2012.
5) Fontana L et al.: Aging, adiposity, and caloric restriction. JAMA 297 : 986-994, 2007.
6) Hwangbo DS et al.: Drosophila dFOXO controls lifespan and regulates insulin signalling in brain and fat body. Nature 429 : 562-566, 2004.
7) 坪田一男：加齢医学のサイエンス. 坪田一男 編, 抗加齢眼科学, pp146-148, 文光堂, 東京, 2008.
8) Imai S et al.: Transcriptional silencing and longevity protein Sir2 is an NAD-dependent histone deacetylase. Nature 403 : 795-800, 2000.
9) Harman D : Aging: a theory based on free radical and radiation chemistry. J Gerontol 11 : 298-300, 1956.
10) Cawthon RM et al.: Association between telomere length in blood and mortality in people aged 60 years or older. Lancet 361 : 393-395, 2003.
11) Shay JW et al.: Hallmarks of telomeres in ageing research. J Pathol 211 : 114-123, 2007.
12) 室伏利久：加齢性平衡障害 (presbystasis) について. MB ENTONI 125 : 1-5, 2011.
13) 室伏利久：視床—正常機能各論 平衡感覚. Clin Neuroscience 31 : 59-61, 2013.
14) 室伏利久：平衡感覚の末梢伝導路. Clin Neuroscience 30 : 20-23, 2012.
15) 内野善生：めまいと平衡調節, 金原出版, 東京, 2006.
16) 岩堀修明：図解・感覚器の進化, ブルーバックス B-1712, 講談社, 東京, 2011.
17) Murofushi T et al.: Responses of guinea pig primary vestibular neurons to clicks. Exp Brain Res 103 : 174-178, 1995.
18) Murofushi T et al.: Physiological and anatomical study of click-sensitive primary vestibular afferents in the guinea pig. Acta Otolaryngol（Stockh）117 : 66-72, 1997.
19) Murofushi T et al.: Response of guinea pig vestibular nucleus neurons to clicks. Exp Brain Res 111 : 149-152, 1996.
20) McCue MP et al.: Acoustically responsive fibers in the vestibular nerve of the cat. J Neurosci 14: 6058-6070, 1994.
21) Murofushi T et al.: Vestibular Evoked Myogenic Potential : Its Basics and Clinical Applications. Springer, Tokyo, Japan, 2009.
22) 室伏利久：耳石器とめまい. 帝京医学 35 : 1-10, 2012.

23) Lysakowski A et al.: Morphophysiology of the vestibular periphery. In : ed. by Highstein SM et al. The Vestibular System. pp 57-152, Springer, New York, USA, 2003.
24) Curthoys IS: A critical review of the neurophysiological evidence underlying clinical vestibular testing using sound, vibration and galvanic stimuli. Clin Neurophysiol 121 : 132-144, 2010.
25) Goldberg JM et al.: Structure and function of vestibular nerve fibers in the chinchilla and squirrel monkey. Ann NY Acad Sci 656 : 92-107, 1992.
26) Baloh RW et al.: Clinical Neurophysiology of the Vestibular System. Fourth Edition, Oxford University Press, New York, USA, 2011.
27) 内野善生 : 前庭神経系の反射機構. 内野善生, 古屋信彦 編, 日常臨床に役立つめまいと平衡障害, pp9-23, 金原出版, 東京, 2009.
28) Suzuki JI et al.: Eye movements from single utricular nerve stimulation in the cat. Acta Otolaryngol 68 : 350-362, 1969.
29) Curthoys IS: Eye movements produced by utricular and saccular stimulation. Aviat Space Environ Med 58 : A192-197, 1987.
30) Fluur E et al.: Utricular stimulation and oculomotor reactions. Laryngoscope 80 : 1701-1712, 1970.
31) Goto F et al.: Eye movements evoked by the selective stimulation of the utricular nerve in cats. Auris Nasus Larynx 30 : 341-348, 2003.
32) Isu N et al.: Sacculo-ocular reflex connectivity in cats. Exp Brain Res 131 : 262-268, 2000.
33) Goto F et al.: Eye movements evoked by the selective stimulation of the saccular nerve in cats. Auris Nasus Larynx 31 : 220-225, 2004.
34) 杉内友理子 : 前庭脊髄系. 小松崎篤 編, CLIENT21, 8. めまい・平衡障害, pp106-121, 中山書店, 東京, 1999.
35) Fetter M et al.: How do the vestibulo-spinal reflex work? In : ed. by Baloh RW, Halmagyi GM. Disorders of the Vestibular System. pp 105-112, Oxford University Press, New York, USA, 1996.
36) Baraban CD et al.: Neuroanatomic substrates for vestibulo-autonomic interactions. J Vestib Res 8 : 17-25, 1998.
37) 青木光広 ほか : 前庭血管系反射と起立性循環調節. Equilibrium Res 71 : 186-193, 2012.
38) Aoki M et al.: Evidence for vestibular dysfunction in orthostatic hypotension. Exp Brain Res 217 : 251-259, 2012.
39) Curthoys IS et al.: Vestibular compensation. Adv Otorhinolaryngol 55 : 82-110, 1999.
40) Kitahara T et al.: Role of the flocculus in the development of vestibular compensation: immunohistochemical studies with retrograde tracing and flocculectomy using Fos expression as a marker in the rat brainstem. Neuroscience 76:571-580, 1997.
41) 北原 糺 : 加齢と前庭代償. MB ENTONI 87:50-55, 2008.
42) 坂井建雄 ほか 総編集 : カラー図解　人体の正常構造と機能, 全10巻縮刷版, 第2版, 日本医事新報社, 東京, 2012.
43) Shaffer SW et al.: Aging of the somatosensory system: a translational perspective. Phys Ther 87 : 193-207, 2007.

44) 所　敬 ほか：現代の眼科学, 第10版, 金原出版, 東京, 2009.
45) 篠田義一：眼球運動の生理学. 小松崎篤 ほか著, 眼球運動の神経学, pp1-147, 医学書院, 東京, 1985.
46) 水野正浩 ほか：神経疾患のENGアトラス, 医歯薬出版, 東京, 1994.
47) 野村　嶬 ほか訳, ARクロスマン, Dニアリー 著：神経解剖カラーテキスト, 医学書院, 東京, 2002.
48) 国分正一 ほか監修：標準整形外科学, 第10版, 医学書院, 東京, 2008.
49) 久保俊一 ほか編著：図解整形外科, 金芳堂, 京都, 2006.
50) 室伏利久：めまい・平衡障害. 篠原幸人 監修, 神経救急・集中治療ハンドブック, pp 50-60, 医学書院, 東京, 2006.
51) 室伏利久：平衡機能検査総論. 臨床検査 56：590-596, 2012.
52) 小林武夫 編：新図解耳鼻咽喉科検査法, 金原出版, 東京, 2000.
53) 日本めまい平衡医学会 編：「イラスト」めまいの検査, 改訂第2版, 診断と治療社, 東京, 2009.
54) 室伏利久：VEMP活用ガイドブック, 金原出版, 東京, 2007.
55) Halmagyi GM et al.: A clinical sign of canal paresis. Arch Neurol 45：737-739, 1988.
56) 大木雅文：頭振後眼振・振動刺激誘発眼振. 臨床検査 56：655-658, 2012.
57) Ohki M et al.: Vibration-induced nystagmus in patients with vestibular disorders. Otolaryngol Head Neck Surg 129：255-258, 2003.
58) Lucke K: A vibratory stimulus of 100 Hz for provoking pathological nystagmus. Z Laryngol Rhinol Otol 52:716-720, 1973.
59) Nadol JB Jr: Positive Hennebert's sign in Meniere's disease. Arch Otolaryngol 103:524-530, 1977.
60) 中原はるか：温度刺激検査（カロリックテスト）. 臨床検査 56：619-624, 2012.
61) 竹森節子 ほか：Visual suppression test, 篠原出版, 東京, 1988.
62) 伊藤彰紀 ほか：ENGのとりかた読み方. 臨床検査 56：602-608, 2012.
63) 今井貴夫：VNGのとりかた読み方. 臨床検査 56：609-617, 2012.
64) 室伏利久：耳石器機能検査の現状と将来. 日耳鼻 105：137-141, 2002.
65) 肥塚　泉：回転検査. 武田憲昭 編, 耳鼻咽喉科診療プラクティス, 6.EBMに基づくめまいの診断と治療, pp202-206, 文光堂, 東京, 2001.
66) Aw ST et al.: Indivisual semicircular canal function in superior and inferior vestibular neuritis. Neurology 57：768-774, 2001.
67) 竹森節子：45.最近の耳石器機能検査法は. 野村恭也, 本庄　巌, 平出文久 編, 耳鼻咽喉科・頭頚部外科クリニカルトレンド Part2, pp108-109, 中山書店, 東京, 1998.
68) Gresty MA et al.: Pathophysiology and clinical testing of otolith dysfunction. Tran Ba Huy P, Toupet M（eds）Otolith function and disorders. Adv Otorhinolaryngol 58: 15-33, 2001.
69) 徳増厚二 ほか：小児と高齢者の平衡機能研究報告書. Equilibrium Res Suppl 11：58-62, 1995.
70) Takai Y et al.: Recovery of subjective visual horizontal after unilateral vestibular deafferentation by intratympanic instillation of gentamicin. J Vestib Res 16：69-73, 2006.

71) Halmagyi GM et al.: New tests of vestibular function. Baillieres Clin Neurol 3: 485-500, 1994.
72) Murofushi T et al.: Does acute dysfunction of the saccular afferents affect the subjective visual horizontal in patients with vestibular neurolabyrinthitis? Acta Otolaryngol Suppl 559 : 61-64, 2007.
73) 岩崎真一：ラバー負荷検査. Equilibrium Res 70 : 43-45, 2011.
74) 伊藤八次：重心動揺検査. 臨床検査 56 : 637-643, 2012.
75) 室伏利久：oVEMP, cVEMPの意義. Clin Neuroscience 30 : 1068-1069, 2012.
76) 日本聴覚医学会 編：聴覚検査の実際, 第3版, 南山堂, 東京, 2009.
77) 室伏利久：図解耳鼻咽喉科, pp41-43, 金芳堂, 京都, 2011.
78) 加我君孝 ほか：ABRハンドブック, 金原出版, 東京, 1998.
79) Robinette MS et al.: Otoacoustic emissions. Clinical Applications. Third Edition, Thieme, New York, USA, 2007.
80) 加我君孝：Auditory Nerve Disease あるいは Auditory Neuropathy. MB ENTONI 93 : 1-6, 2008.
81) 石井一成：特発性正常圧水頭症（iNPH）iNPHの画像診断. Clin Neuroscience 30 : 421-424, 2012.
82) 前田恵理 ほか：急激に平衡の悪化をきたした肺小細胞癌の1例. 耳喉頭頸 79 : 907-910, 2007.
83) 内藤　泰 ほか：脳循環障害. 八木聰明 編, 新図説耳鼻咽喉科・頭頸部外科講座, 第1巻内耳, メジカルビュー社, 東京, 2000.
84) 橋本　省：めまい・平衡障害. 頭頸部MRI診断マニュアル. MB ENTONI 2 : 1-5, 2001.
85) 斎藤こずえ ほか：超音波検査—椎骨脳底動脈系の超音波検査について—. Equilibrium Res 68 : 184-192, 2009.
86) 日本超音波検査学会 編：血管超音波テキスト, 医歯薬出版, 東京, 2005.
87) 三枝華子 ほか：頸部血管超音波検査において椎骨動脈の高度な血流障害を認めた症例の検討. 日耳鼻 113 : 400, 2010.
88) Ushio M et al.: Testing of vibratory thresholds as a clinical examination for patients with unsteadiness due to somatosensory disorders. Gait Posture 28 : 552-558, 2008.
89) 増田圭奈子 ほか：めまいの問診票（和訳Dizziness Handicap Inventory）の有用性の検討. Equilibrium Res 63 : 555-563, 2004.
90) Jacobson GP et al.: The development of the dizziness handicap inventory. Arch Otolaryngol Head Neck Surg 116 : 424-427, 1990.
91) Whitney SL et al.: Is perception of handicap related to functional performance in persons with vestibular dysfunction? Otol Neurotol 25 : 139-143, 2004.
92) McNair DM et al.: Manual for the profile of mood states. Educational and Industrial Testing Service, San Diego, 1971.
93) 室伏利久 ほか：めまい症例における心理状態の検討—POMSを用いて. Equilibrium Res 65 : 30-34, 2006.
94) Schuknecht HF : Pathology of the Ear. Second Edition, Lea & Febiger, Philadelphia, USA, 1993.

95) Merchant SN et al.: Temporal bone studies of the human peripheral vestibular system. Normative vestibular hair cell data. Ann Otol Rhinol Laryngol Suppl 181 : 3-13, 2000.
96) Rauch SD et al.: Decreasing hair cell counts in aging humans. Ann NY Acad Sci 942 : 220-227, 2001.
97) Agrawal Y et al.: Decline in semicircular canal and otolithfunction with age. Otol Neurotol 33 : 832-839, 2012.
98) Mallinson AL et al.: Caloric response does not decline with age. J Vestib Res 14 : 393-396, 2004.
99) Jan YS et al.: Age related changes on the morphology of the otoconia. Laryngoscope 116 : 996-1001, 2006.
100) Nguyen KD et al.: Test-retest reliability and age-related characteristics of the ocular and cervical vestibular evoked myogenic potential tests. Otol Neurotol 31 : 793-802, 2010.
101) Welgampola MS et al.: Characteristics and clinical applications of vestibular-evoked myogenic potentials. Neurology 64 : 1682-1688, 2005.
102) Velazquez-Villasenor L et al.: Themporal bone studies of the human peripheral vestibular system. Normative Scarpa's ganglion cell data. Ann Otol Rhinol Laryngol Suppl 181 : 14-19, 2000.
103) Tang Y et al.: Age-related change of the neuronal number in the human medial vestibular nucleus: a stereological investigation. J Vestib Res 11 : 357-363, 2001/2002.
104) Verrillo RT : Change in vibrotactile thresholds as a function of age. Sens Processes 3 : 49-59, 1979.
105) Wells C et al.: Regional variation and changes with ageing in vibrotactile sensitivity in the human footsole. J Gerontol A Biol Sci Med Sci 58 : 680-686, 2003.
106) Perry SD : Evaluation of age-related plantar-surface insensitivity and onset age of advanced insensitivity in older adults using vibratory and touch sensation tests. Neurosci Lett 392 : 62-67, 2006.
107) 秋下雅弘 ほか：感覚機能の加齢変化. 飯島　節 ほか編, 老年学テキスト, pp26-31, 南江堂, 東京, 2006.
108) 築島謙次：高齢者特有の病態 視覚障害. Medicina 38 : 598-599, 2001.
109) 大島裕司 ほか：加齢性の眼病変 ①加齢性黄斑変性. 日本医事新報 4613 : 65-68, 2012.
110) 福田秀樹：眼球運動の加齢変化. Clin Neuroscience 28 : 42-45, 2010
111) 佐久間悍 ほか：Step-Ramp刺激による滑動性眼球運動の加齢変化. Equilibrium Res 55 : 294-300, 1996.
112) 水谷俊雄：形態的にみた神経系の老化. 脳—マクロの面から. Clin Neuroscience 11 : 957-960, 1993.
113) 小阪憲司：形態的にみた神経系の老化. 脳—ミクロの面から. Clin Neuroscience 11 : 961-963, 1993.
114) 神田健郎：機能的にみた神経系の老化. 運動機能. Clin Neuroscience 11 : 987-989, 1993.
115) Horak FB et al.: Components of postural dyscontrol in the elederly: a review. Neurobiol Aging 10 : 727-738, 1989.
116) 森　望 ほか：可塑性と臨床. 老化脳. Clin Neuroscience 29 : 811-815, 2011.

117) Aniansson A et al.: Muscle morphology enzymatic activity and muscle strength in elderly men: a follow-up study. Muscle Nerve 9 : 585-591, 1986.
118) 宮本和人：形態的にみた神経系の老化．骨格筋．Clin Neuroscience 11 : 970-971, 1993.
119) Rosenberg IH : Epidemiologic and methodologic problems in determining nutritional status of older persons. Am J Clin Nutr 50 : 1231-1233, 1989.
120) 新藤恵一郎：筋肉のアンチエイジングとリハビリテーション．MB Med Reha 124:21-25, 2010.
121) 東浩太郎：骨粗鬆症の病態と診断基準．日本医事新報 4600 : 41-45, 2012.
122) 税田和夫：運動器疾患としての高齢者のふらつき．MB ENTONI 125 : 51-59, 2011.
123) Goodwin WJ Jr et al. : Special considerations in managing geriatric patients. In: ed. by Cummings CW et al. Otolaryngology Head & Neck Surgery. Third Edition, pp314-326, Mosby, St.Louis, USA, 1998.
124) Wild D et al.: Prognosis of falls in old people at home. J Epidemiol Community Health 35 : 200-204, 1981.
125) 工田昌也：薬剤による高齢者のふらつき．MB ENTONI 125 : 22-27, 2011.
126) 室伏利久：ジェネラリストが知っておきたい高齢者診療のピットフォール　高齢者に多いフラツキ．JIM 122 : 909-911, 2012.
127) 渡辺行雄 ほか：良性発作性頭位めまい症診療ガイドライン．Equilibrium Res 68 : 218-225, 2009.
128) Epley JM : The canalith repositioning procedure: for treatment of benign paroxysmal positional vertigo. Otolaryngol Head Neck Surg 107 : 399-404, 1992.
129) 室伏利久：めまいの病態と治療．日本医事新報 4128 : 20-24, 33-36, 2003.
130) Lempert T et al.: A positional maneuver for treatment of horizontal-canal benign positional vertigo. Laryngoscope 106 : 476-478, 1996.
131) Brandt T et al.: Physical therapy for benign paroxysmal positional vertigo. Arch Otolaryngol 106 : 484-485, 1980.
132) Vibert D et al. : Benign paroxysmal positional vertigo in older women may be related to osteoporosis and osteopenia. Ann Otol Rhinol Laryngol 112 : 885-889, 2003.
133) 山中敏彰 ほか：BPPVと骨粗鬆症の臨床的関係．Equilibrium Res 71 : 33-39, 2012.
134) Shojaku H et al.: Epidemiologic characteristics of definite Meniere's disease in Japan: a long-term survey of Toyama and Niigata prefectures. ORL 67 : 305-309, 2005.
135) 室伏利久：高齢者のふらつきの原因と検査・対処．日本医事新報 4615 : 58-59, 2012.
136) 室伏利久：耳鼻咽喉科の低侵襲治療―外来処置，日帰り・短期入院手術の進歩―硫酸ゲンタマイシン（GM）などの鼓室内注入によるめまい治療．医学のあゆみ 235 : 913-916, 2010.
137) Baloh RW et al.: Idiopathic bilateral vestibulopathy. Neurology 39 : 272-275, 1989.
138) Murofushi T : Vestibular neuropathy and vestibular evoked myogenic potential. In: ed. by Kaga K et al. Neuropathies of the Auditory and Vestibular Eighth Cranial Nerves. pp85-92, Springer, Tokyo, Japan, 2009.

139) Fujimoto C et al.: Novel subtype of idiopathic bilateral vestibulopathy: bilateral absence of vestibular evoked myogenic potentials in the presence of normal caloric responses. J Neurol 256 : 1488-1492, 2009.
140) 青池和彦：腰部脊柱管狭窄症における振動覚障害. 中部整災誌 37 : 12-20, 1994.
141) 大木雅文 ほか：急性内耳障害症状で発症した前下小脳動脈症候群の1症例. 耳喉頭頸 73 : 933-936, 2001.
142) Hakim S et al. : The special clinical problem of symptomatic hydrocephalus with normal cerebrospinal pressure. Observations on cerebrospinal-fluid hydrocephalus. J Neurol Sci 2 : 307-327, 1965.
143) 高橋賛美 ほか：特発性正常圧水頭症（iNPH）疾患概念と診断基準. Clin Neuroscience 30 : 413-416, 2012.
144) Baloh RW et al.: White matter lesions and disequilibrium in older people. Arch Neurol 52 : 970-974, 1995.
145) 金高秀和 ほか：老年症候群─その診断と治療─. MB ENTONI 125 : 43-50, 2011.
146) Ding C et al.: A longitudinal study of the effect of sex and age on rate of change in knee cartilage volume in adults. Rheumatology 46 : 273-279, 2007.
147) Konno S et al.: Development of a clinical diagnosis support tool to identify patients with lumbar spinal stenosis. Eur Spine J 16 : 1951-1957, 2007.
148) 大江隆史：超高齢化社会の運動器医療とロコモティブシンドローム. 日本医事新報 4496 : 54-58, 2010.
149) 神﨑恒一：高齢者の転倒・転落とその対策. MB ENTONI 125 : 60-66, 2011.
150) Krmpotic-Nemanic J : Presbycusis, presbystasis and presbysomnia as consequences of the analogous biological process. Acta Otolaryngol 67 : 217-223, 1965.
151) 吉本　裕：高齢化社会におけるめまい・平衡障害を巡る諸問題. Equilibrium Res 65 : 59-65, 2006.
152) 山中敏彰 ほか：感覚代行技術による最重度平衡障害の新治療. 耳鼻臨床 102 : 527-538, 2009.
153) 佐藤香苗 ほか：食生活のポイント. 米井嘉一 編, 抗加齢医学─その最前線の実際─, pp57-63, 新興医学出版社, 東京, 2010.
154) 内藤裕二：抗酸化サプリメントの選び方. 米井嘉一 編, 抗加齢医学─その最前線の実際─, pp78-81, 新興医学出版社, 東京, 2010.

索 引

和 文

● あ ●
足踏み検査 ………………………… 44, 47
圧刺激検査 ………………………………34
アミロイド沈着 …………………………69

● う，お ●
ウィリスの動脈輪 ………………………56
温度眼振 …………………………………35
温度刺激検査 ……………………………35

● か ●
外側前庭脊髄路 …………………………15
回転検査 …………………………………37
回転性めまい ……………………………28
角膜網膜電位 ……………………………36
下肢体性感覚障害 ……………………74, 95
下前庭神経 …………………………10, 48
加速度刺激増強機構 ……………………11
可塑性（脳の）…………………………69
滑動性眼球運動 …………………………21
カルシウム代謝 …………………………80
加齢（老化）……………………………… 1
加齢黄斑変性 ……………………………67
加齢性耳石器障害 ………………………83
加齢性難聴 ………………………………49
加齢性平衡障害 ………… 75, 83, 94, 96
加齢性変化 ………………………………63
カロリーリストリクション ……………… 1
感音難聴 …………………………………49
眼球反対回旋検査 ………………………40
眼前暗黒感 ………………………………28

● き ●
球形嚢 …………………………………7, 48
急速眼球運動 ……………………………68
急速眼球運動検査 ……………………40, 41
筋紡錘 ……………………………………18

● く，け ●
クプラ結石症 ……………………………77
頸部血管エコー …………………………54
ゲンタマイシン鼓室内注入療法 ………80

● こ ●
後下小脳動脈 …………………………56, 88
後索 ………………………………………19
交通性抑制 ………………………………12
交分水嶺性抑制 …………………………12
後迷路性難聴 …………………………49, 51
骨粗鬆症 ……………………… 71, 77, 92
固有感覚 …………………………………17

● さ ●

錯倒現象 …………………………… 43
サルコペニア …………………… 70, 71
酸化ストレス ………………………… 2

● し ●

視運動性眼振検査 ………………… 40
耳音響放射 ………………………… 49
指示検査 …………………………… 44
姿勢の保持 ………………………… 69
耳石器 …………………………… 5, 48
耳石器障害 ………………………… 83
耳石器-自律神経反射 ……………… 83
失神 ………………………………… 28
重心動揺計 ……………………… 44, 45
主観的視性垂直位検査 …………… 40
主観的視性水平位検査 …………… 40
純音聴力検査 ……………………… 49
循環調節機構 ……………………… 80
上小脳動脈 ………………………… 56
上前庭神経 …………………… 10, 48
衝動性眼球運動 …………………… 21
小脳 ………………………………… 22
書字検査 …………………………… 44
振動覚 …………………………… 59, 66
振動刺激眼振検査 ………………… 34
深部感覚 …………………………… 17

● す, せ, そ ●

垂直性眼振 ………………………… 31
すくみ足歩行 ……………………… 46
正常圧水頭症 ……………………… 88
赤外線CCDカメラ ………………… 32

脊髄視床路 ………………………… 19
前下小脳動脈 …………………… 56, 87
前庭眼反射 ………………………… 13
前庭頸反射 ………………………… 17
前庭自律神経反射 …………… 13, 17
前庭神経 …………………………… 10
前庭脊髄反射 ……………………… 13
前庭代償 ………………………… 17, 43
前庭誘発筋電位 ………………… 7, 48
先天性眼振 ………………………… 42
足圧中心 …………………………… 45

● た ●

代償 ………………………………… 75
大脳基底核 ………………………… 22
大脳深部白質病変 ………………… 89
多因子性 …………………………… 75

● ち ●

注視眼振検査 ……………………… 31
注視方向性眼振 …………………… 31
中心窩 ……………………………… 20
聴性脳幹反応 ……………………… 49
長潜時反応 ………………………… 69
直立検査 …………………………… 44

● つ ●

椎間孔 ……………………………… 25
椎骨動脈 ………………………… 25, 56
椎骨脳底動脈系 …………………… 56
椎骨脳底動脈循環不全症 …… 57, 74, 86
追跡眼球運動 ……………………… 21
追跡眼球運動検査 ……………… 40, 41

継ぎ足歩行 …………………………… 46	半規管膨大部 …………………………… 8
	白内障 …………………………………… 67

● て ●

定方向性眼振 ………………………… 31	
テロメア ………………………………… 2	### ● ふ ●
伝音難聴 ……………………………… 49	浮動性めまい ………………………… 28
転倒 ……………………………… 75, 97	浮遊耳石置換法 ……………………… 77
	プラーク ……………………………… 57
	フレンツェル眼鏡 …………………… 32

● と ●

頭位治療 …………………………… 77, 78	### ● へ ●
頭位・頭位変換眼振検査 …………… 32	平衡筋力トレーニング ………… 95, 96
瞳孔不同 ……………………………… 58	平衡訓練 ……………………………… 75
頭振後眼振検査 ……………………… 33	平衡障害 ……………………………… 28
糖尿病 ………………………………… 84	平衡斑 …………………………………… 6
動脈硬化 ……………………………… 69	変形性関節症 ………………………… 71
動揺視 ………………………………… 28	変形性膝関節症 ……………………… 91
特発性下肢体性感覚系障害 ………… 85	偏垂直軸回転検査 …………………… 39
特発性正常圧水頭症 ………………… 54	偏中心性回転検査 …………………… 39
特発性両側性耳石器障害 …………… 95	
特発性両側末梢前庭機能低下症	### ● ほ ●
………………………………… 74, 80, 95	方向交代性下向性頭位眼振 ………… 32
ドップラー法 ………………………… 57	方向交代性上向性頭位眼振 ………… 32
	膨大部稜 ………………………………… 8
	歩行検査 ……………………………… 44

● な，の ●

内耳性難聴 …………………………… 49	### ● ま，め ●
内側前庭脊髄路 ……………………… 15	マン検査 ……………………………… 44
内膜中膜複合体 ……………………… 57	メニエール病 ………………………… 80
脳底動脈 ……………………………… 56	めまい ………………………………… 28

● は ●

● よ ●

パチニ小体 ……………………… 18, 66	腰部脊柱管狭窄症 ……………… 84, 91
半規管 …………………………………… 5	
半規管結石症 ………………………… 76	

ら, り

卵形嚢 …………………………… 7, 48
良性発作性頭位めまい症 ………… 28, 76
緑内障 …………………………… 67

ろ

老化（加齢） …………………………… 1
瘻孔 ……………………………… 34
瘻孔症状 ………………………… 28
老視 ……………………………… 66
老年症候群 ……………………… 95
ロコトレ ………………………… 93
ロコモティブシンドローム ……… 89
ロンベルグ徴候 ………………… 29
ロンベルグ率 …………………… 45

わ

ワレンベルグ症候群 …………… 88, 89

欧文

A, B

ABR（auditory brainstem response）
 …………………………… 49, 50
aging ……………………………… 1
AICA症候群 …………………… 88, 89
ankle strategy ………………… 69
Bモード法 ……………………… 57
Brandt-Daroff法 ……………… 77, 79

C

cochleo-saccular degeneration …… 95
congenital nystagmus ………… 42
CP（canal paresis） …………… 36
CT ……………………………… 54
cVEMP（cervical VEMP） …… 47, 48

D

DHI（Dizziness Handicap Inventory） … 60
Doppler法 ……………………… 57
DPOAE ………………………… 50

E, F

eccentric rotation test ………… 39
ENG（electronystagmography） … 36
EOAE …………………………… 50
Epley法 ………………………… 77, 78
Evans index …………………… 55, 89
EVAR（earth-vertical axis rotation test）
 ………………………………… 39
Frenzel眼鏡 …………………… 32

H, I, J

Hennebert's sign ……………… 34
hip strategy …………………… 69
HIT（head impulse test） ……… 39
IBV（idiopathic bilateral vestibulopathy）
 ………………………………… 80
inversion ……………………… 43
jumbling現象 ………………… 29

L, M

Lempert法 …………………… 77, 79

Mann 検査······44
MAS（manifest anxiety scale）······61
MRA······54
MRI······54

● O ●

OAE（otoacoustic emission）······49
ocular dysmetria······42
ocular hypermetria······42
ocular hypometria······42
OKP 法（optokinetic nystagmus pattern 法）······42
OVAR（off-vertical axis rotation test）······39
oVEMP（ocular VEMP）······47, 48

● P, R ●

Pacinian corpuscle······18, 66
plaque······57
POMS（profile of mood states）······60
presbystasis······94

pursuit······21, 40
Romberg 徴候······29
Romberg 率······45

● S, T ●

saccade······21, 40
saccadic pursuit······41
SDS（self-rating depression score）······60
SOAE······50
stepping strategy······69
Tullio 現象······29

● V, W ●

VBI（vertebrobasilar insufficiency）······57
VEMP（vestibular evoked myogenic potential）······48, 65
VNG（video-nystagmography）······36
VOG（video-oculography）······36
VS test（visual suppression test）······35
Wallenberg 症候群······88, 89
Willis の動脈輪······56

著者略歴

室伏 利久（むろふし　としひさ）

1959年愛媛県生まれ．1985年東京大学医学部医学科卒業．1992年医学博士（東京大学）．シドニー大学（オーストラリア）に留学．東京大学医学部耳鼻咽喉科講師，東京逓信病院耳鼻咽喉科部長を経て，帝京大学医学部附属溝口病院耳鼻咽喉科教授．専門領域は耳鼻咽喉科学，神経耳科学．著書に『神経疾患のENGアトラス』（医歯薬出版）（共著），『VEMP（前庭誘発筋電位）活用ガイドブック』（金原出版）（単著），『Vestibular Evoked Myogenic Potential: Its Basics and Clinical Applications』（Springer）（共著），『図解　耳鼻咽喉科』（金芳堂）（共編著）など．2012年にBarany Societyから学会賞であるHallpike-Nylen Prizeを受賞．現在，日本めまい平衡医学会理事，姿勢と歩行研究会代表世話人，日本耳鼻咽喉科学会代議員，日本耳科学会代議員，学会誌編集委員．趣味は，オペラ鑑賞，美術館・博物館めぐり．

©2013　　　第1版発行　2013年7月31日

加齢とめまい・平衡障害

（定価はカバーに表示してあります）

検印省略	著　者　　室　伏　利　久 発行者　　林　　　峰　子 発行所　　株式会社 新興医学出版社 〒113-0033　東京都文京区本郷6丁目26番8号 電話　03（3816）2853　　FAX　03（3816）2895

印刷　株式会社 藤美社　　ISBN 978-4-88002-846-0　　郵便振替　00120-8-191625

- 本書の複製権・翻訳権・上映権・譲渡権・公衆送信権（送信可能化権を含む）は株式会社新興医学出版社が保有します．
- 本書を無断で複製する行為（コピー，スキャン，デジタルデータ化など）は，著作権法上での限られた例外（「私的使用のための複製」など）を除き禁じられています．研究活動，診療を含み業務上使用する目的で上記の行為を行うことは大学，病院，企業などにおける内部的な利用であっても，私的使用には該当せず，違法です．また，私的使用のためであっても，代行業者等の第三者に依頼して上記の行為を行うことは違法となります．
- JCOPY 〈（社）出版者著作権管理機構 委託出版物〉
本書の無断複写は著作権法上での例外を除き禁じられています．複写される場合は，そのつど事前に，（社）出版者著作権管理機構（電話 03-3513-6969，FAX 03-3513-6979，e-mail : info@jcopy.or.jp）の許諾を得てください．